Trigger Point Therapy MADE SIMPLE

통증유발점 치료

- 간편하게 해결하기 -

저자 : Richard Finn, LMT, CMTPT
감수 : 김수한
역자 : 김연동, 원형선

4단계로
해결하는 간단한
통증치료

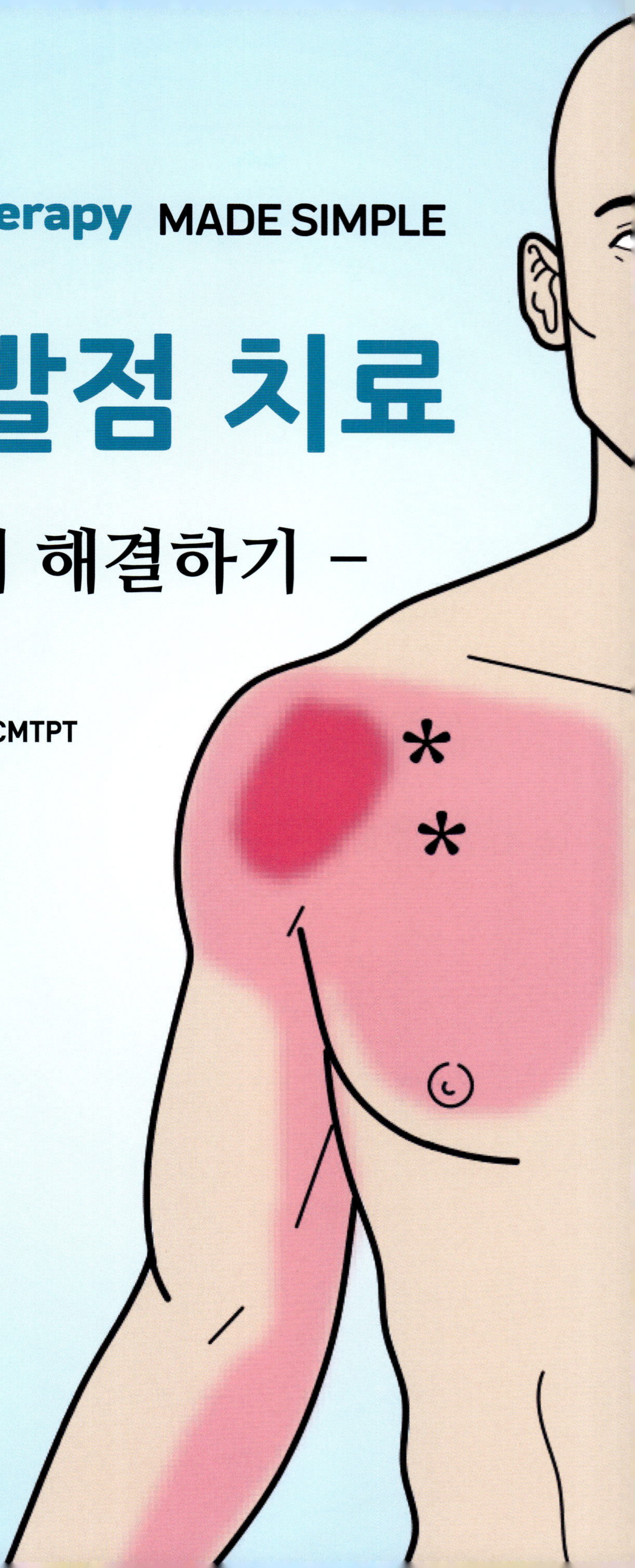

MEDIAN
메디안북

통증유발점 치료 - 간편하게 해결하기 -

Trigger Point Therapy MADE SIMPLE

인 쇄 : 2021년 10월 21일
발 행 : 2021년 10월 29일

저 자 : Richard Finn, LMT, CMTPT
감 수 : 김수한
역 자 : 김연동, 원형선
발행인 : 김용덕
발행처 : 메디안 북
편 집 : 최수정
등 록 : 제 25100-2010-51호
주 소 : 서울시 마포구 마포대로 63-8, 818호(도화동 삼창프라자 빌딩)
전 화 : 02-732-4981
팩 스 : 02-711-4981
홈페이지 : www.mcbooks.co.kr

ISBN : 979-11-90450-59-1 93510

정 가 : 40,000원

통증유발점 치료

- 간편하게 해결하기 -

Trigger Point Therapy

MADE SIMPLE

저자소개

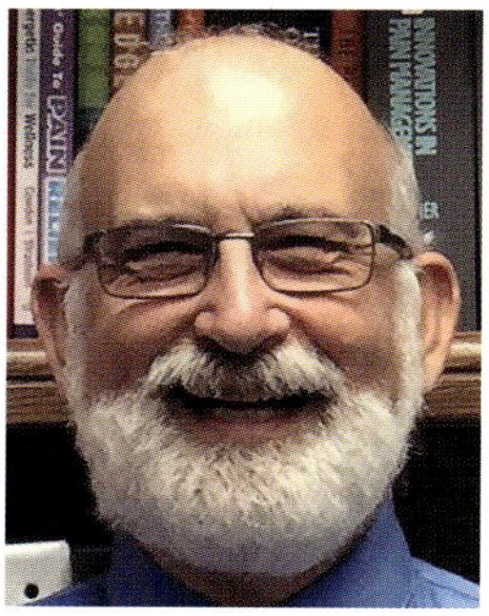

Richard Finn, LMT, CMTPT는 트리니티 신학대학에서 성경 상담 학위를 받았으며, 근요법(Myotherapy)과 운동요법(Physical Fitness), 건강과학(Health Sciences)를 전공하였다(Fort Sam Houston USAR, 물리치료전문가). 그는 콜로라도 치유예술학교에서 생명신용프로그램을 통해 CMT를 취득했다. 그는 전미 근근막 통증유발점 치료사협회의 이사회 인증 회원이며, 1992년부터 1994년까지 회장을 역임했다. Richard는 섬유근통 연구재단의 이사회 고문과 전미 근근막 통증유발점 치료사협회의 집행 위원회에서 활동했다. 그는 CM Shifflett와 함께 근육길이검사 벽보 한 세트를, 의사인 Gabriel Sella와 함께 "*Myofascial Pain Syndrome: Manual Trigger Point & S-EMG Biofeedback Therapy Methods*"라는 제목의 책을 공동 저술했다. Richard는 ChristianPainManagement.com이라는 주소를 가진 유투브 채널에서 근근막 통증유발점 치료에 대해 소개하고 있다.

감사의 글

이 짧은 난에 나열하기에는 너무나 많은 사람들이 이 책을 쓸 준비를 하는데 도움을 주었다. 첫번째는 제 아내 Carol이다. 그녀는 내게 계속 글을 쓸 수 있도록 시간을 줬고, 조용히 지켜봐줬으며, 많은 격려를 해주었다. 그녀의 배려가 없었다면 이 책은 없었을 것이다. 그녀는 나를 통증유발점 학교에 보냈고, 내 옆에서 같이 많은 일을 했으며, 온화하고 은혜롭게 이 길을 함께 했다. 그녀는 재능 있는 치료사이기도 한데, 여러 해에 걸쳐 이 작업을 "간단히 하라"고 조언해 주었다.

딸 Sarah는 항상 일만 하는 아빠에 대해 인내하며, 내 사진의 모델, 새로운 기술의 시험대상, 내 사진 작가, 내 비디오 작가 등 여러가지 일을 해주었다.

내 편집자인 Lauren O' Neal은 놀라울 뿐이었다. 그녀는 내 옆에서 격려와 더불어 내 많은 질문에 대한 답변을 해주었으며, 놀라운 아이디어와 격려를 해주었다. 그녀 없이는 이 책은 나오지 못했을 것이다.

나는 통증과 통증유발점에 대해 배우는 여정에서 몇몇 놀라운 멘토들을 만났고, 피츠버그 통증 관리 학교의 학생들, 직원들, 기증자들, 그리고 이사회의 지원을 받았다. 우리가 함께 한 일은 놀라웠고, 크고 작은 그들의 지원 덕분에 나는 실제로 강사가 될 수 있었다.

덴버에 있는 프로비던스 정교회 장로교회의 놀라운 지원이 없었다면 나는 처음 학교를 다닐 수 없었을 것이다. 심지어 내가 반대편 지역에 있었는데도 그들은 나를 지원했고 내가 돌아올 때 나를 위해 거기에 있었다.

물론 내가 잘 못 말했거나 빼먹은 부분은 모두 내 책임이다. 나는 다른 무엇보다도 실수를 하는 사람이다.

독자들이 이 책을 읽으면서 조금이나마 도움이 되었으면 하는 바램이다. 이 책을 진실로 쓰고 싶었던 이유이기도 하다. 나는 통증을 정말 싫어한다.

역자소개

역자

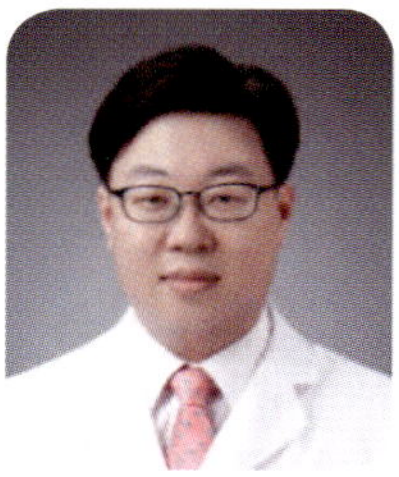

김연동

마취통증의학과 전문의

대한통증학회 고위자과정, 국제중재적 통증치료 전문의(FIPP)

원광대학교 의과대학 마취통증의학교실 부교수

대한통증학회 교육이사, 초음파연구위원장

원광대학교 의과대학 제생의세 임상해부연구소장

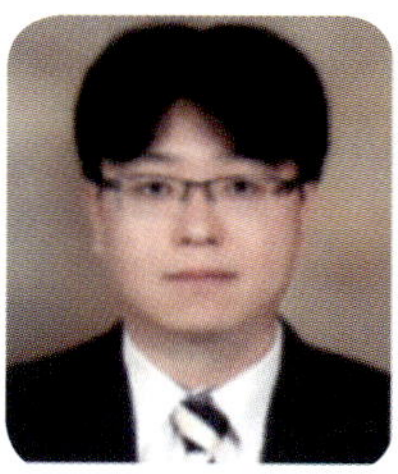

원형선

원광대학교 의과대학 해부학교실 조교수

원광대학교 과학관장

대한통증학회 논문심사위원

원광대학교 의과대학 제생의세 임상해부연구소

감수

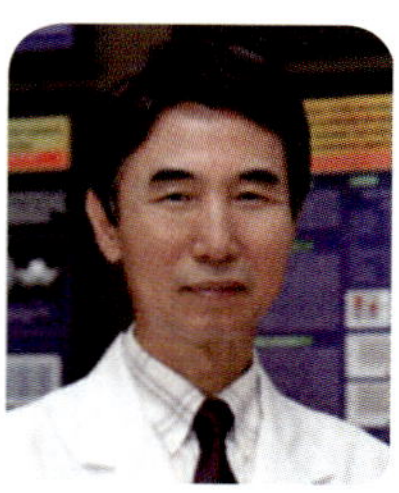

김수한

신경외과 전문의

광주 새우리병원 신경외과 원장

전남대학교 의과대학 신경외과 교수 역임

대한신경외과학회 회장 및 고문, 상임이사

대한척추신경외과학회 회장 역임

대한신경통증학회 고문

역자서문

통증 치료의 다양한 방법들이 넘쳐나는 시대에 우리는 놓여 있습니다. 일상생활에 극심한 지장을 주는 각종 통증들이 이전에는 생각지도 못했던 방법들로 해결되고 있지만 한편에서는 약물치료나 간단한 자가치료로도 좋아질 수 있는 통증 질환도 병원에서 꼭 해결해야만 하는 것처럼 권하고 있는 시대에 살고 있는 것도 지금의 의료 현장입니다.

통증의학에서도 화려하고 고가의 시술이나 장비를 쓰는 것이 가장 훌륭한 치료이고 고도의 숙련도를 요하는 높은 술기이기 때문에 이러한 치료법만 지향하고 배우려고 하는 현실을 보면 의료전문가의 한사람으로서 여러가지 만감이 교차합니다. 통증은 이제 제5의 활력징후로써 우리 몸의 가장 중요한 신호임에는 누가나 부인할 수 없는 존재가 되고 있지만 이러한 중요한 신호를 어떻게 받아들이고 처리할 것인가에 대해서는 끊임없이 생각하고 고민할 필요가 있다고 생각합니다. 마음의 통증에서 육체적 통증까지 사람의 인생에 있어서는 삶 자체를 괴롭히고 고통의 연속으로 받아들이게 하는 이 신호에 대해서 조금 더 다양한 치료방법으로 접근하고 선택할 수 있도록 도와주는 것이 통증치료 전문의의 사명이 아닐까 생각합니다.

두꺼운 교과서를 가지고 진료현장에서 밤새워 고민하기 보다는 일상생활속에서 치료의 연장선으로 생각하고 편안한 마음으로 고민해 볼 수 있는 내용을 이 책은 전달해 줄 수 있다고 생각합니다. 어려운 용어는 피하고 통증의 기본 원리에 대해 다시 한번 손쉽게 생각해 보고 환자에게 도움을 줄 수 있는 치료의 핵심을 찾을 수 있도록 구성되어 있습니다. 역자 자신도 책을 번역하면서 다시 한번 통증 치료의 의미를 생각해 볼 수 있는 좋은 내용으로 통증치료를 처음 시작하시는 의료진이나 오랜 시간 많은 경험을 가진 의료진에게도 다시 한번 생각해 볼 수 있는 내용들로 구성되어 감히 추천드리고 싶습니다.

정말 힘든 작업이지만 기꺼이 함께 해주시는 원형선 교수님께 감사한 마음 전합니다. 우연히 만나 통증 공부의 길을 함께 하며 끊임 없는 배움의 길을 주셔서 감사드립니다. 변함없이 도움 주시는 도서출판 메디안북의 김용덕 사장님께도 지면을 통해 감사드립니다.

혼자라고 생각하고 고민할 때 몸으로 직접 제게 가르쳐 주시는 진료실의 환자분들께도 감사드리고 싶습니다. 내일부터는 지금까지 그랬던 것보다 더 깊은 대화 나누고 싶습니다.

2021년 가을, 새로운 시간의 약을 충전하며

역자대표 김연동

목차

서론 Introduction

시간은 새벽 3시이다. Sally는 잠을 이루지 못하고 이리저리 뒤척이고 있다. 허리 통증이 너무 심해서 잠을 잘 수 없을 지경이다. 이 한밤중에 의사나 물리치료사를 찾아갈 수도 없고 약을 먹어보지만 통증은 더 나아질 기미를 보이지 않는다. 그녀는 침대에 누워보지만 통증이 마치 편안하게 잠자는 옆사람의 코고는 소리처럼 고통스럽게 느껴질 뿐이다. Sally가 할 수 있는 일은 무엇이 있을까?

아마도 여러분은 Sally 같은 느낌일 것이다. 통증이 극심할 때에 아무도 없이 혼자 해결해야 된다는 것 만큼 괴로운 일은 없다. 이 책의 주요 목적은 통증이 극심하고 아무도 도움을 주지 못할 때 스스로 해결할 수 있는 방법과 희망을 전해주는 데 있다. 실제로 여러분이 할 수 있는 방법은 많다.

일부에게는 이 책이 통증 조절을 위한 첫걸음이 될 수도 있다. 많은 사람들이 이 목표를 위해 조금씩 나아가고 있다. 당신이 이 긴 여정속의 어느 곳에 위치해 있던지 그 길에서 목표를 향해 좀 더 속도를 낼 수 있는 정보를 제공해 줄 것이다. 새로운 정보를 근간으로 근본적인 치료에 대한 새로운 개념을 터득할 수 있으리라 기대한다.

저자의 경우 통증 치료의 시작은 자전거를 타고 가다가 자동차에 부딪히는 사고를 당하면서 시작되었다. 수 년간의 지속된 통증의 경험속에서 나 자신은 어떤 것이 통증에 도움이 되고 그 이유에 대해서 깨닫게 되었다. 그 과정 속에서 수많은 시행착오를 겪은 것은 어쩌면 당연한 것인지도 모르겠다. 최선의 방법이라고 권유받고 많은 종류의 약물을 먹어보고 각종 주사치료를 받아 보았다. 그러한 도중에 나는 근근막통증 치료사가 되었고 동시에 교육자 그리고 저자로 활동하게 되었다. 다양한 전문진료과목에 걸쳐 의료진들에게 교육하였고 신문과 TV, 라디오 등에 출연하여 방송하였다. 그리고 다음과 같은 단순한 명제를 주장하였다. "충분히 당신의 통증의 무엇인지 나 또한 경험했고, 나는 그 통증을 완벽하게 치료했습니다."

많은 사람들이 통증 조절을 위해 전문 진료과목을 찾는다. 다른 종류의 진료과목을 찾는 것이 일종의 여정이라고 할 수 있는데 특히 심각한 질병으로 인한 통증이 아닌 경우에는 더욱 더 어렵게 된다. 실질적으로 환자입장에서 완벽하게 만족스럽게 생각해주는 의료진을 만나기는 어렵다. 가장 좋은 효과를 낼수 있는 것은 본인의 역할이 중요하다고 할 수 있겠다. 따라서 저자 역시 같은 입장을 경험해 보았기 때문에 이 책을 통해서 나에게는 어떤 것들이 도움이 되었는지를 공유하고 싶고 다른이들을 위해 간략히 강조하여 요약하였다. 실질적으로 도움이 되는 점들에 초첨을 맞추어 이 책에 기술하였다. 당신은 당신의 통증에 대해서 이해하고 이를 잘 조절할 수 있다. 자신감을 가지고 이 책을 통해 반드시 이루기를 기원한다.

PART ONE

알아두어야 할 것

이 책의 첫 번째 파트는 "알아두어야 할 것"이라는 부제로 명명했다. 이유는 이 내용이 당신의 통증이 어디에서 시작되었고 어떤 것을 해야 도움이 되는지 이해하는데 유용하기 때문이다. 두 번째 파트에서 언급하는 실질적인 방법을 응용하는데 기본 지식을 제공한다. 마치 새로운 언어를 배우는 데 필요한 사전이라고 생각하고 복잡한 개념을 접하기 전 이해를 돕는 부분이라고 생각하면 좋을 것 같다.

CHAPTER 1

통증유발점
(Trigger Points 101)

통증유발점이란 무엇인가? 어떻게 찾을 수 있는가? 그리고 그렇게 작은 유발점이 왜 이렇게 아픈 통증을 유발하는 것인가? 이 장에서는 통증유발점과 치료에 대한 필수적인 정보를 제공할 것이고 이를 통해 통증의 원인과 치료 기술에 대해 배울 수 있고 이는 큰 치료 효과를 보여 줄 것이다.

통증유발점: 기초

가장 기본적인 내용은 통증유발점은 근육내 일종의 부드러운 반점이나 결절로 느껴진다는 점이다. 이 점은 많은 사람들이 알고 있는 사실이다. 하지만 치료방법을 알아내기 위해서는 좀 더 많은 내용을 알아둘 필요가 있다. 이제 통증유발점이 어떻게 생기게 되고 통증을 유발하는지 알아보도록 하자.

통증유발점이란 무엇인가?

좀 더 기술적으로 알아보면 통증유발점은 근육의 일부분의 수축지점이 단축되어 있는 부분으로 생각된다. 우리가 몸을 움직일 때 근육은 고무줄처럼 늘어났다가 줄어드는 구조가 반복되게 된다. 하지만 수축된 상태로 근육이 계속해서 지속된 상태가 되어서는 안된다. 통증유발점에 관련되어서 수축은 신호를 받는 근육을 지배하는 신경 바로 아래에서 발생하는 것으로 생각된다. 사실 수축은 통증유발점 결절이 아무데서나 일어나는 것은 아니고 실질적으로 근육은 가운데 부분의 수축이 일어나므로 전체적으로 늘어나게 된다.

이러한 특성으로 전문의료진들은 쉽게 통증유발점을 촉진할 수 있다. 손가락 끝으로 근육섬유들을 문질러보고 쥐어짜 보면서 통증유발점 결절과 늘어나고 수축된 근육 지점들을 만져볼 수 있다. "결절" 형태로 되어 있는 지점은 마치 기다렸다는 듯이 찾을 수 있다.

이 결절들이 근근막 통증을 유발하게 되는데 이들은 근육이나 근막과 연관되어 있다. 오랜 시간 동안 과학적으로 통증유발점이 왜 이렇게 부드러운지에 대해 충분히 설명되지 못했다. 2008년에 이르러 마침내 미국 국립보건의료원 의사인 Jay Shah가 통증유발점의 체액을 추출하여 시행한 통증유발점 내부의 미세투석 실험에서 좋은 아이디어를 얻게 되었다. 이 실험에서 그는 염증반응에 관련된 여러 인자들을 발견하였고 이들 인자들이 통증유발점 결절 등이 부드럽게 되는 이유를 설명한다.

어떤 것들이 통증유발점을 유발하는가?

통증유발점을 만드는 원인들은 무엇일까? 좋은 질문이지만 아직도 완벽한 해답은 없다고 할 수 있다. 우리 몸이 절반이상을 근육이 차지함에도 불구하고 근육 자체만을 진료하는 전문 의료 과목은 없기 때문에(예를 들어 피부과는 피부를 이비인후과는 귀, 코, 후두를 보는 것처럼) 통증유발점은 지금까지 많은 연구가 진행되지 않았다. 따라서 통증유발점의 선구적인 개척자로 알려진 David G. Simons는 근육을 "부모없는 신체 기관"이라고 말하기도 하였다.

추가적으로 통증유발점은 연조직으로 이루어져 있기 때문에 CT, MRI, X-ray 같은 영상검사에서는 찾을 수 없다. 혈액검사에서는 종종 통증유발점과 동반된 류마티스관절염 같은 병적 상태를 보여주기는 하지만 유발점 자체에 대한 정보를 제공해 주지는 못한다.

아직까지도 우리는 우리 몸이 통증유발점을 만드는 이유에 대해서는 일부만 알고 있다고 할 수 있겠다. 현재까지 알려진 개념을 소개하자면, 신경이 흥분되거나 예민해지면, 근육의 중간지점을 수축시키고 단축시켜서 일종의 결절을 형성하게 만든다는 개념이다. 이렇게 흥분된 지점에서의 신호가 신체의 다른 부분으로 퍼지게 되고 이로 인해서 얼얼하거나 찌릿한 느낌의 감각을 유발하게 된다. 직접 손으로 만져서 통증유발점을 만져서 확인하는 것이 가장 좋은 검사 방법이고 작은 콩 모양이나 조약돌 같은 형태의 촉감을 느끼는 것이 가장 중요하다.

통증유발점은 교통사고나 낙상 사고등의 물리적 외상이후에 발생하는 것이 종종 관찰된다. 만성적인 스트레스나 자극등이 생성과 악화에 관여하는 중요인자가 되고 만성질환을 가지고 있는 환자의 근육에서는 종종 통증유발점이 관찰된다.

유의할점 *통증유발점과 관련되어 모든 통증이 근육에서 관찰되지는 않는다. 궤양, 맹장염, 신장결석 등으로 인한 통증도 감별이 필요하다. 이 경우 타과적 평가가 필수적이다. 원인이 다른 곳에 있다면 이 부분의 치료가 선행되어야 한다.*

통증유발점의 영향은 무엇인가?

통증유발점을 가진 환자들은 어떤 양상으로 느껴지는지 다양한 표현을 한다. 어떤 이들은 통증으로 느끼고 다른 이들은 먹먹하거나 찌릿한 느낌으로 느껴진다고 표현한다. 일반적으로 통증유발점에서 느껴지는 통증은 “멍멍하거나” “욱신거리는” 양상이라고 표현된다. 통증이 감각자체보다는 어떤 느낌이라고 보는 것이 적절하다. 어떤 느낌으로 머릿속에 신호가 입력되는지에 따라 반응이 다양하게 나타나게 된다. 많은 이들은 이 신호를 통증이라고 표현하기보다는 다른 느낌으로 표현하려 한다.

통증유발점은 신체적 문제의 일종의 숨은 범인이라고 할 수 있다. 섬유근통환자, 관절염, 손목터널증후군, 턱관절장애, 두통, 족저근막염 등의 다양한 근골격계 질환에서 흔히 동반된다. 어떤 종류의 근골격 통증을 가지고 있든지 간에 통증유발점이 중요한 원인 중의 하나가 된다.

우리 몸의 근육, 근막, 그리고 신경들은 서로가 연결되어 있으며 한 지점에서의 통증유

약물치료에 대해 유의할 점

어떤 이들은 만성 통증에서 중요치료 방법으로 약물치료법을 사용한다. 하지만 최근 미국에서의 마약성 진통제 오남용 사태에서 볼 수 있듯이 다른 치료법의 중요성에 대해 인식하게 되었다. 이 책을 통해 마약성 진통제 사용 이외의 다른 통증 치료법을 찾길 바란다.

발점은 다른 부분으로 퍼지는 방사통은 만든다. 실제로 절반 이상의 경우에서 통증유발점과 떨어져 있는 신체의 부분에서 통증을 느낀다. 이러한 통증은 특정한 형태로 나타나고 이는 어떤 근육에 생기냐에 따라 달라지게 된다. 추가적으로 이러한 패턴은 척수신경 감각지배 영역 부분의 한군데 이상을 따라서 생기게 된다.

따라서 통증의 발생이 척추와 근육 부위에서 동시에 발생한다면 원인을 감별하기가 어려워지며 이 둘을 잘 치료하는 것이 중요한 이유이기도 하다. 이 책에서는 이둘을 감별하는 법에 대해서도 기술해 보고자 한다.

통증유발점의 치료란?

현대적 개념의 통증유발점 치료는 우연한 치료 결과의 성공에서 시작되었다. 통증유발점 치료의 선두자 격인 Janet G. Travell은 우연한 계기로 벽에 기대었는데 이때 벽걸이 후크에 그녀의 어깨 뒤쪽을 찔렸다. 그러자 그 순간 이전에 어깨 앞쪽에서 느꼈던 동일한 양상의 통증이 재현되었다. 그때부터 그녀는 어떻게 동일한 증상을 느끼게 되었는지에 관하여 설명하고 어떻게 치료해야 하는지를 연구하기 시작하였다. 통증에 관련된 각종 문헌의 연구를 시작하였고 그녀의 연구 결과로 인하여 지금 이 책을 읽고 있는 당신을 포함하여 전 세계 사람들에게 도움을 줄 수 있는 지식을 공유하게 되었다. 통증유발점 치료는 마사지 요법, 카이로프로틱, 물리치료 그리고 전통적인 전문의학 분야의 한 부분으로서 사용되고 있다. 가장 중요한 것은 직접 환자가 배워 집에서 스스로 시행해 볼수 있다는 점이다.

통증유발점의 치료의 작용 기전은 무엇인가?

당신의 신경계는 적절히 시행한다면 적당한 압력을 가하는 경우 좋은 반응을 보인다. 적절한 압력을 가해주면 수축되어 있는 근육을 늘려주고 뇌로부터 자연적인 진통에 관여하는 물질들을 분비하도록 유도한다. 일정하게 이러한 반응이 지속되게 하여 수축되어 있는 부위의 유연성을 유지시킨다면 이완효과는 더욱 오래 지속될 수 있다. 심호흡을 하는 기술과 동작에 관한 원칙들은 통증을 막는데 도움이 될 수 있다.

통증이 있는 영역의 피부속에 위치하고 있는 신경들은 충분히 오랫동안 적절한 압력만 잘 가해준다면 압력에 좋은 반응을 보인다. 부드러운 압력으로 인한 기분 좋은 감각은 뇌로 신호를 보내게 되고 좋은 신호를 받은 뇌는 통증 부위의 긴장감을 낮추게 만든다. 조금 더 강한 압력은 뇌로부터 엔돌핀(자연 진통제)을 분비하게 한다. 이는 통증을 매우 감소시키게 된다. 뇌는 적당한 압력과 스트레칭을 선호하며 이 때문에 이 책을 통해 정확하게 이를 시행할 수 있는 기법을 배우게 될 것이다. 행복한 뇌는 통증을 감소시킨다는 단순한 개념이며 이는 환자에게 설명하기 쉬운 의미라고 할 수 있다.

물론 해당 부위를 반복해서 자극하는 일정 환경이나 동작으로 인해서 처음 발생한 통증이 다시 재발하는 경우도 있지만 이 책에서는 그러한 경우에 어떻게 처치해야 하는지에 대해서도 설명한다.

통증유발점의 치료는 아플까요?

여러분은 통증유발점 치료의 느낌을 스스로 조절할 수 있다. 촉감을 통해 통증유발점을 찾아보고 만져볼 수 있지만 누르는 압력 역시 조절할 수 있다는 점이 중요하다. 일반적으로 말하면 통증유발점을 만지는 압력이 참을 수 있을 정도의 압력, 심지어 편안하다고 느낄 정도의 압력으로 촉진하는 것이 중요하다. 이러한 느낌을 환자들은 통증보다는 오히려 시원하다고 표현하는 경우가 많다.

만약 더 높은 압력으로 누르는 느낌을 좋아한다면 꽉 조이거나 숨이 멎을 정도가 아닌 수준까지 조금 더 누르는 압력을 높여볼 수 있다. 누르는 것으로 인한 통증 때문에 몸에서 회피 반응이 일어나거나 숨쉬는게 불편해지면 너무 과한 압력으로 누르고 있는 것이라고 할 수 있다. 어떤 정도로 누를지는 이런 정도를 고려하여 결정하여야 한다.

통증유발점의 치료를 할 때 전문가가 반드시 필요한가요?

우리 모두 그렇지 않나요? 하지만 실질적인 치료는 하는 당신 자신을 위한 내용이므로 사실 전문가는 중요하지 않다. 만약 당신이 만성통증을 겪게 된다면 대부분의 경우 자가치료와 관리가 중요한 부분을 차지하게 된다. 가장 훌륭하고 적합한 치료자는 바로 자기 자신

당신 생각에 달려있다?

만약 당신이 육안적으로 확인할 수 있는 심각한 신체손상이나 극심한 통증이 있는 질병이 있다고 호소하면 1주일 정도는 주변 사람들이 충분히 아플 수 있겠구나 하고 생각하게 된다. 하지만 만성통증으로 인한 증상을 호소하기 시작한다면 다들 의문을 가지게 된다. 진짜 아픈거야? 아니면 그냥 아프다는 생각이 자꾸 생기는 거야? 이러한 주변 사람들의 의문들로 인해 실제 증상을 겪는 당사자 자신도 정말로 본인이 통증이 있는지 여부에 대해 의심을 하게 된다. 결국에 반복해서 의사를 찾게 되지만 실제 통증유발점을 찾지 못하는 의료진은 아무런 문제가 없다면서 실제 문제가 무엇인지를 모르기 때문에 끊임없는 의심이 지속되게 된다.

하지만 사람들이 당신의 통증이 실제로 있다는 것에 대해 이해하지 못한다. 통증유발점은 영상검사나 혈액검사들로 찾기가 거의 불가능함에도 불구하고 의료진에 의해 어느 정도 구체화되어 신체의 부분에 도식화된 형태의 패턴들을 가지고 있다는 것이 밝혀졌다.

또한 통증은 항상 정신적인 요소가 관여한다는 것도 알려져 있다. 모든 사람의 신경계는 뇌속으로 지속적인 정보를 보내서 몸이 어떠한 반응을 보이도록 한다. 뇌에서 내보내는 신호는 신체로 들어오는 정보뿐만 아니라 감정, 과거의 경험, 기대 그리고 무엇이 잘못되었는지에 대한 현재의 이해 등이 복합적으로 작용한다. 뇌속에서 통증을 인정하기 전까지는 통증은 아니라고 할 수 있다. 신체적인 외상은 일반적으로 뇌속으로 위험한 신호라고 인지할 수 있는 충분한 신호를 보내 통증이라고 인식하게 한다. 이 책을 통해 이러한 경로를 충분히 이해함으로서 효과적인 치료 방법을 찾을 수 있을 것이다.

이 되는데 이는 자기 자신이 가장 아프다고 느끼는 지점을 가장 잘 알고 있기 때문이다.

다시 말해 전문적인 의료진을 만날 수 있으면 더욱 좋을 것 같고 해당 의료진이 경험이 많고 잘 수련 받았다면 아주 큰 도움을 받을 수 있다. 도움이 될 수 있는 방법들은 가능한 모든 것을 이용해 볼 수 있다.

다음과 같은 순서로 전문가를 만나보기를 권해본다.

근근막 통증유발점 치료사(Myofascial trigger point therapists)는 해당 분야에서 가장 잘 교육받은 전문가이다. 통증유발점을 찾고 해결하는 것이 가장 중요하다.

신경근육 마사지 치료사(Neuromuscular massage therapists)는 마사지를 통해 통증유발점을 치료와 함께 마사지를 이용하는 방법을 교육받은 전문가이다.

도수치료사(Chiropractors trained in Nimmo/receptor-tonus technique)는 부가적인 치료법으로 통증유발점을 치료하는 것을 교육받은 전문가이다.

물리치료사(Physical therapists)는 다른 여러 가지 기법들과 함께 통증유발점에 대해 교육받은 전문가이다. 일반적으로 전문과목으로 배우지는 않지만 일부에서는 통증유발점 자체를 전문 주요 교육과목으로 수련받은 전문가들도 있다

마사지 이외의 방법들

통증유발점을 치료하는 다른 효과적인 치료방법들이 일부 있지만 이러한 방법들은 단독으로 사용하는 것은 효과가 없으며 전문적인 지식이 필요하다. 다음과 같은 방법들을 소개한다.

신장과 분사(Stretch & Spray)라고 알려진 이 방법은 국소마취제 첩포제재와 함께 근육에 분사하면서 신장시키는 방법이다. 좋은 결과를 보이기도 하는데 통증유발점 치료의 좋은 효과를 이끌어 내기도 한다. 저자의 경우 이 방법을 편두통 치료에 종종 사용하기도 한다.

건침요법(Dry needling)은 한방요법의 침과 유사한 바늘을 사용하다. 하지만 전통중국의학의 혈로 알려진 지점에 침을 놓는 것과 달리 통증유발점을 찾아 바늘을 찌르는 점이 다르다. 물리치료사들이 미국에서는 흔히 사용한다.

통증유발점 주사(Trigger point injections)의 경우는 의료진에 의해서 국소마취제를 통증유발점에 주사하는 방법이다. 주사의 효과에 대해서 다양한 작용원리에 대한 가설들이 소개되었다. 적절한 유발점만 잘 찾을 수 있다면 저자는 이 방법이 매우 유용하다고 생각한다.

특정 주파수를 이용한 미세전류법(Frequency specific microcurrent: FSM)은 실제 느껴지지는 않지만 다양한 조직들에 미세한 전기 전류를 흐르게 하여 통증유발점에 영향을 미치는 방법이다. 여러 다른 방법들과 함께 이용된다.

Avazzia는 특정한 전류를 통증유발점에 흐르게 하는 의료기계이다. 통증유발점이 있는 지점의 근육을 유연하게 만들고 민감도를 줄이는 영향을 끼친다고 할 수 있다. 주로 마사지 치료사, 도수치료사, 침술사, 물리치료사들이 이 기계를 사용한다.

기대할 점

이 책을 통해 얻을 수 있는 점은 무엇인가? 물론 당신의 통증을 단숨에 그리고 영원히 없애 버릴수 있는 마술같은 방법은 없지만 규칙적인 치료를 통해서 통증을 조절하고 줄이는 방법에 대해서 이야기하고자 한다.

스스로 할 수 있는 자가 치료법이 무엇이 있을지에 대해 생각해 보고자 한다. 적절한 통증유발점의 확인과 치료는 흥분된 신경과 자극된 근육을 안정화시키지만 효과가 그리 오래 가지는 않는다. 매일 지속적인 치료가 필요하고 충분히 노력해 볼만한 가치가 있다고 생각한다. 처음엔 30분 두 번째에는 60분으로 시간을 늘려보는 것도 필요하다.

날이 갈수록 자가치료를 실시해보는 환자들은 의미있는 통증 감소 효과를 경험해 볼 수 있다. 많은 경우 실제로 직접 적극적으로 해본 사람들은 별로 없으며 대부분이 약물이나 전문치료만을 찾고 있다. 실질적으로 자가치료하는 방법에 관해서 알려져 있지 않아 전문적이고 이해하기 쉬운 이 책의 내용은 유용한 정보를 제공하리라 믿는다.

CHAPTER 2

기본적 통증 완화 기법

(Essential Pain Relief Techniques)

제1장에서는 통증유발점이 무엇이고 어떻게 작용하는가에 대한 기초적인 사항을 알아보았다. 이 장에서는 유발점을 치료하기 위해 본인이 집에서 할 수 있는 기본적인 방법에 대해 알아보려고 한다. 여기에는 마사지 방법, 어떤 도구를 이용할 수 있는지 그리고 정신적인 면에서의 접근에 대한 것도 포함되었다. 이 장에서는 이러한 기법의 적용방법과 통증 완화에 도움을 주는 방법 대해서 알아보고자 한다.

마사지 기법

급성 또는 만성 근근막 통증(Myofascial pain)이 있다면 전문적으로 마사지를 하는 사람이나 본인이 직접 마사지를 해본 경험이 있을 것이다. 어느 방법으로 하던지 간에 통증완화에 뚜렷한 효과가 없어 실망했을 것이다. 단순히 통증 부위를 마사지 하는 것 만으로 좋은 효과를 기대하기가 어려우므로 이를 위해서는 다른 방법을 찾아보아야 한다. 대부분의 유발점에 대해서 저자는 척추주위근육 마사지와 신경프로싱으로 시작한 후 유발점 압박마사지로 변환해서 시행하고 "Swedish movements"로 알려져있는 가벼운 동작을 하는 것으로 마무리 한다. 이러한 방법에 대해 자세하게 알아보기로 하자.

척추주위근육 마사지

간단하게 말하면 신경은 뇌-다른 신체부위로부터 감각(압박, 온도 등) 정보를 척수를 경유하여 뇌로 전달하는 것이다. 척추는 33개의 척추뼈로 구성되었고 5개 부위 목뼈(7개), 등뼈(12개), 허리뼈(5개), 엉치뼈(5개가 1개로 융합)과 꼬리뼈(4개가 1개로 융합)로 나눠진다. 각 부위는 신체의 서로 다른 부위를 뇌와 연결해주는 역할을 한다.

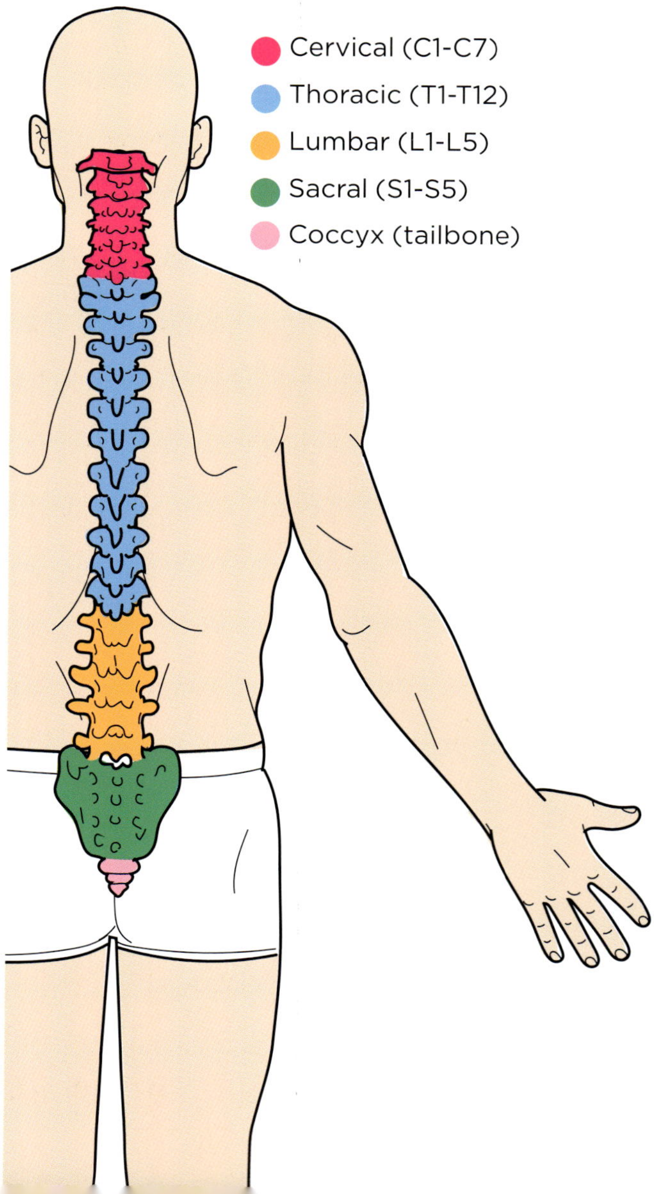

이와 같이 각 척추부위는 신체의 서로 다른 부분을 서로 연결해서 교통하고 있으므로 척추를 따라서 있는 어느 특정한 근육(척추주위근육으로 불림)을 마사지하면 신체의 다른 부위에서 발생한 통증을 치료하는데

도움을 줄 수 있다. 예를 들면 등세모근(Trapezius)을 지배하는 신경은 목 부위에서 다섯째에서 일곱째 목뼈를 지나간다. 그러므로 등세모근에 통증이 있으면 목 아래 부위에 있는 다섯째에서 일곱째 목뼈 주위 근육을 마사지 해 주는 것이 치료하는데 중요하다. 실제로 이것이 어느 형태의 근육통이든 간에 이를 치료하는 첫 번째 방법이 된다. 본 교과서 2부에서는 통증이 있는 부위를 치료하기 위해 어느 척추주위근육을 마사지 해야 하는 지를 알아내는 방법에 대해 알아보겠다.

신경프로싱(Nerve Flossing)

신경프로싱은 신경글라이딩(Nerve gliding 또는 Neural gliding)이라고도 알려져 있으며 물리치료의 한 방법으로 발달된 놀라운 치료방법의 하나로서 실제로는 마찰마사지의 한 형태이다. 신경은 기본적으로 엷은 신경섬유 케이블로서 이들도 근육과 같이 고유의 운동영역이 있다. 어떤 형태의 운동(예를 들면 발목 굽힘과 폄)을 하면 마치 치실이 치아 사이를 좌,우로 미끄러지듯 신경이 앞뒤로 미끄러진다.

이러한 움직임은 신경의 긴장을 풀어서 이완하고 운동영역을 넓혀서 통증을 줄여준다. 인접하고 있는 유발점을 직접 치료하기 전에 신경프로싱을 시행하면 근육이 더 이완되어 치료에 더 잘 반응하거나 효과가 오랫동안 지속된다. 저자는 유발점을 치료하기 전이나 치료하는 기간 사이에는 환자 스스로가 진료실과 가정에서 신경프로싱을 하도록 권한다.

신경프로싱은 하고자 하는 신경에 따라 방법이 다르게 보일 수 있지만 그 기본은 통상적으로 느리고 부드럽게, 통증을 발생하지 않는 범위에서, 신체 어느 부의를 앞뒤로 움직여 주는 것이다. 서로 다른 유발점에 효과가 있는 여러 가지 신경프로싱 기법은 2부에서 설명하려고 한다.

유발점 찾기

유발점을 마사지 하기 전에 찾아낼 수 있어야 한다. 아래에 유발점 위치를 찾는데 제일 좋은 방법을 기술하였다.

1. 대부분의 유발점은 통증을 일으키는 근육을 살짝 신장시키면 그 위치를 알 수 있다. 본 교과서 각 장에서 묘사된 통증형태에 관한 그림은 어느 근육의 긴장도를 시험해야 하는 지를 알려준다. 단순히 한번 근육을 늘려보았을 때 당김이나 조임이 느껴지는 부위가 있다면 대부분 그곳이 바로 유발점이다. 제2부의 각 목록에서는

유발점을 발견하는데 도움이 되는 각 근육의 신장검사(Stretch test)에 대하여 기술하였다.

2. 근육을 신장시킨 후 손가락으로 근육을 가로질러 더듬어서 당기는 압통부위 위치를 찾는다. 저자는 손가락으로 마치 건반 위를 더듬어 가듯이 근섬유를 더듬어서 기타줄 같은 느낌을 주는 근섬유가 감지되면 그것이 바로 통증을 일으키는 밴드라 판단한다. 이런 밴드는 폭이 넓거나 좁게 나타날 수 있다. 이러한 기법은 어느 정도 경험이 필요하지만 통증유발점을 찾는데 도움이 된다.

3. 일단 만지면 통증이 있는 근육밴드 위치를 찾으면 손가락을 근육내로 부드럽게 집어넣고 근섬유를 가로질러 문질러서 통증이 있는 부위를 찾는다. 그것은 어디든지 있을 수 있고 크기는 산탄총알(BB)에서 콩알만한 것까지 다양하다. 이곳이 목표지점이므로 여기를 압박해야 한다.

주의 : 목빗근(Sternocleidomastoid), 위팔노근(Brachioradialis), 뒤넙다리근육(Hamstrings)을 포함한 일부 근육들은 압박하는 대신으로 또는 추가적으로 쥐어틀어야 알아낼 수 있다. 압통점을 찾기위해 엄지와 손가락사이로 근육을 문지르기도 한다.

유발점 압박마사지

일단 유발점 위치를 찾았다면 그 지점을 직접 압박하고 10-60초 동안 유지한다. 압박지속 시간은 자신이 편하게 느껴질 때까지 한다. 단순하게 들리는 만큼 단순하기도 하다. 단지 손가락만 사용해도 가능하지만 저자는 여러 가지 자동-마사지 기구를 사용할 것을 권한다(20쪽 참조). 여러분 손 안에 있는 근육섬유는 섬세한 것으로 정기적으로 자신이 마사지를 반복하면 매우 빠르게 낡아질 수 있다.

압박은 부드럽고 견고하게 해야 한다는 것을 잊어서는 안된다. 저자는 많은 사람들이 쾌감(Pleasure)과 고통(Pain) 사이 어느 시점에서 느낌이 좋다고 말하는 것을 들어왔다. 쾌감은 당신이 적절한 지점을 압박하여 근섬유가 부드러워지는 것을 느낄 수 있는 것이다. 비결은 한번 압박을 시작했으면 호흡을 바꾸거나 근육을 긴장시키지 않는 것이다.

자기치료는 당신이 켄버스와 화가가 된 하나의 예술 형태로 빠르게 되어간다. 자신의 신체를 알아야 하고 그것이 무엇이 필요한지를 알아야 한다. 통증은 신체가 당신의 주의를 끌기위해 보내는 신호이다.

어느 한 개 근육의 유발점은 전혀 다른 근육으로 관련통을 일으킬 수 있다는 것을 잊지말아야 한다. 이러한 사실은 많은 시간동안 여러분은 통증을 느끼는 부위와 다른 어느 부위를 마사지 해야한다는 것을 암시한다. 제2부 각 장은 여러분이 예기하지 못했던 부위에서 압박해야 할 부위를 찾는데 도움이 될 것이다.

스웨덴 운동치료 (Swedish Movements)

여러분은 이미 스웨덴 마사지에 관해서 듣거나 경험을 해본 일이 있을 것이다. 원래는 "스웨덴 운동요법 (Swedish movement cure)"이라 알려져 있고 마사지 치료와 함께 손상된 부위의 운동영역 내에서 간단한 운동을 해주는 것이 포함되어 있다. 1850 – 1920년대에 소아마비가 한창이던 시기에 미국에서 많이 사용되게 되었고 사람들이 근육강화운동에 더 중점을 두기 시작하면서 단순 운동 개념은 대부분 사라졌다.

하지만 완전히 사라진 것은 아니어서 저자는 마사지 후 스웨덴 운동치료를 하는 것이 통증치료의 기본적인 것으로 생각한다. 물리치료는 근력강화와 어느 정도의 근신전을 중요시하는 방법으로 알려져 있고 스웨덴 운동요법은 혈액순환을 개선하기 위해서 고안된 방법이다. 여기서는 부드럽고 통증이 없는 범위에서 운동을 시행하여 어느 주어진 근육의 정상적 운동범위 내에서 신경조직의 기능을 유지하는데 중점을 두고있다.

스웨덴 운동법의 기본적인 내역을 알아보고 각각의 운동이 어떤 작용을 하는지 좀 더 깊게 알아보고자 한다.

기본 항목별 내용:

1. 중립자세에서 시작한다.
2. 의심되는 근육을 중립 위치로부터 최대로 신장되도록 움직인다. 이런 자세를 오랫동안 지속하지는 않는다. 계속 움직이는 것은 전통적인 신장방법이 아니다.
3. 중립자세로 되돌아 가서 1초 정도 잠시 멈춘다.
4. 멈추고 난 후 의심되는 근육을 최대로 수축시킨다. 이 때는 멈추지 않는다.
5. 중립자세로 되돌아가서 다시 1초동안 멈춘다.
6. 4번 더 시행하고 이러한 운동을 총 5회 반복한다.

여기서 하나의 예를 알아보자. 예를 들어 넓은등근(Latissimus dorsi)에 통증이 있는 경우, 등에 있는 근육은 통상적으로 "lats"라고 한다.

이와 관련된 스웨덴 운동요법은 다음과 같다 :

1. 중립자세로 양손을 옆으로 늘어뜨리고 손바닥을 열고 엄지손가락이 전면을 향하게 하고 앉거나 서있는 자세에서 시작한다.
2. 치료하고자 하는 통증이 있는 팔을 앞으로 반듯이 내밀고 천천히 천정을 향해 원을 그리면서 어깨위로 들어 올려서 팔이 뒤쪽을 가르키도록 팔을 넘긴다. 이것이 근육이 최대로 신장된 자세이다.
3. 팔을 서서히 올렸던 길을 따라 되돌려서 중립자세로 돌아간 후 멈춘다.
4. 다음에는 팔을 서서히 반대방향으로 움직여서 팔이 몸 뒤쪽으로 뻗어지도록 한다(이 방향에서는 운동범위가 넓지 않다). 이것이 근육이 최대로 수축하는 자세이다.
5. 중립자세로 돌아온 후 멈춘다.
6. 4번 더 시행하고 이러한 운동을 총 5회 반복한다.

바로 이것이다. 마사지 받는 것에 비해 단순한 것으로 보일 수 있지만 생략하지 말아야 한다. 이것이 통증치료에서 기본이 되는 것이고 유발점치료가 효과를 보이고 오랫동안 지속될 수 있도록 한다.

초기 스웨덴 운동요법 옹호자들은 마사지요법의 한 부분으로 이런 운동을 4-5회 반복하도록 추천하였다. Janet Travell 박사는 근육을 유지하기 위해 운동 가능 범위 내에서 최소한 3회 이상 운동하는 것이 중요하다고 강조하였다. 생체자기제어(Biofeedback)의 대가인 Gabriel Sella는 6,000예에서의 시험결과에 기초를 두고 운동을 유지하기 위해 5회 반복하는 것을 추천하였다.

운동에 사용하는 올바른 도구

목수나 전기공이라면 누구든지 일을 잘 하기 위해서 적절한 도구를 구하는 것이 제일 중요하다고 말한다. 여기서 특정한 목적에 따라 투자할 만한 도구를 알아보자. 저자가 즐겨 사용하는 도구는 직면한 문제에서 필요한 도구이다.

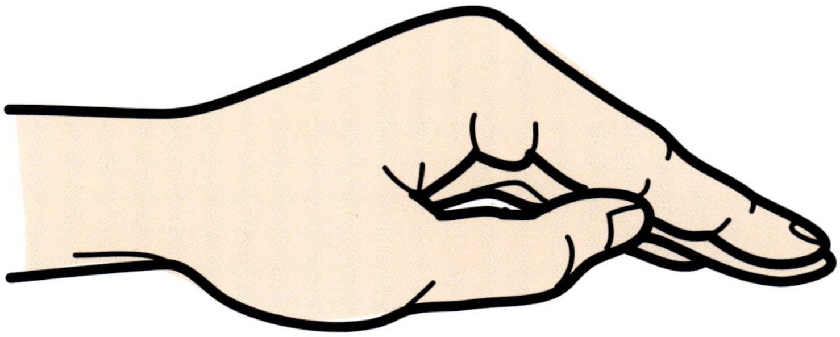

손

우리는 항상 양손을 가지고 있다. 양손이 치료가방에서 제일 먼저 나오는 경우가 흔하다. 유발점 자기치료를 하기 위해 손을 사용할 때는 몇 가지 기억해야 할 사항이 있다.

- 손톱을 단정하게 깎는다.
- 절대 손가락으로 세게 누르지 않는다 – 세게 누를 때는 다른 도구를 사용한다. 가볍게 눌러준다, 신체를 기울여서 애무하듯이 부드럽게 압박한다.
- 위 그림에서와 같이 팔목을 펴고 손가락은 약간 굽혀서 눌러준다.
- 새끼손가락쪽 손목 앞 부위에는 작은 뼈로 인해 만져지는 돌출 부위가 있다. 이것은 콩알뼈(Pisiform)로 불려지는 뼈이고, 몇몇 근육들이 이 뼈로 붙는다. 만약 콩알뼈로 붙는 근육들을 치료할 때 위와 같은 자세를 이용한다면 여러분들의 엄지손가락에는 큰 무리가 가지 않을 것이다.
- 가능하면 엄지손가락은 사용하지 않는 것이 좋다. 세게 누르기 위해 엄지손가락을 남용하게 되면 후에 엄지손가락에 문제가 생기게 되고, 일단 문제가 생기면 어찌할 도리가 없다.
- 치료를 위해 손가락들을 이용하는 것 말고도 팔꿈치를 이용하면 더 강한 압박을 할 수 있는데 이것에 대해서는 2부에서 설명하기로 한다.
- 가능하면 지렛대원리를 이용해서 힘을 적용시켜라. 당신의 몸을 보호해 줄 것이다.

갈고리, 원형손잡이(Hooks and Knobs)

갈고리와 원형손잡이는 자가-마사지에서 단순하나 놀라운 효과가 있다. 이를 사용하면 손이 닿지 않는 부위나 충분히 압박할 수 없는 부위도 원하는 만큼 잘 치료할 수 있다. 여러 가지 형태의 것이 있지만 저자가 특히 선호하는 것이 몇 가지 있다.

BIG BEND BACKNOBBER

자그만한 척주옆근육이 있는 척추뼈 바로 옆 부위로 접근하기 위해서는 Prsssure Positive Company에서 제작된 S - 모양의 도구인 Big Band Backnobber를 사용하는 것이 가장 좋다. 이 제품의 커다란 끝 부분은 당신의 몸 굴곡에 잘 맞추면 되고 갈고리 부위는 짧은 척주옆근육들에 도달하기 위한 지렛대의 받침대로써 지면 또는 당신이 가장 좋아하는 의자에 대면 된다. 2부에서 보여주는 것처럼 저자는 문제있는 근육을 바로 치료하기 보다는 먼저 척주옆근육들과 같은 근육들의 치료를 권장한다. 이때 이 도구가 정말 중요한 역할을 한다.

THUMBBY와 KNOBBLE(작은 마디)

Thumbby와 knobble은 손가락에 무리를 주지 않고 더 강한 압박을 할 수 있는 작은 손잡이와 같은 것이다. Thumbby는 고무재질로 되어 있는데, 벽에 고정할 수 있기 때문에 치료하고자 하는 부위를 스스로 손쉽게 잘 압박할 수 있다. 제품 자체는 엄지손가락처럼 생기지는 않았지만 자가-마사지에 사용하면 마치 엄지손가락으로 누르는 것과 같은 느낌이 든다. 두 제품 모두 사용 시 손바닥이 불편하거나 하지 않고 편안한 느낌을 준다.

ACUMASSEUR

원형손잡이 도구에서 변형된 놀랄 만한 도구이다. 꺽대기에 골프볼 여러 개가 붙어있는 커다란 호두까는 기구처럼 보이기도 한다. 골프볼 같은 것 사이에 근육매듭을 위치시키고 죄어서 통증을 완화시킨다.

공(Balls)

공은 내가 제일 먼저 사용하는 도구이다. 단단한 의자에 앉아서 공 한 개를 바닥이나 몸 뒤에 놓는다. 공이 굴러가지 않도록 긴 양말이나 팬티스타킹 안에 넣는다(저자는 치료전문가가 테니스공을 자주빛 스타킹 안에 집어넣고 "자주빛 통증 지우개"라는 이름으로 팔고 있는 것을 보았다). 통증이 있는 마디를 찾아서 공에 맞대놓고 공에 가해지는 하중을 서서히 줄여준다. 너무 세게 눌러서 근육이 긴장하지 않도록 해야 하고 통증이 있는 동안에 숨을 쉬어야 한다.

대부분의 사람들은 테니스공으로 시작한다. 라켓볼은 좀 더 위쪽 등에서 효과가 있다. 자몽(Grapefruit) 보다 크지만 축구공 보다 작은 공은 근육힘살 깊은 부분에 대한 유연한 치료도구로 사용될 수 있고 거의 모든 장난감 가게에서 쉽게 구할 수 있다.

다른 공 형태의 치료 도구는 Original Worm이며 이는 합성고무의 일종인 네오프렌으로 만들어진 모서리가 없는 케이스와 그 안에 들어있는 4개의 공으로 구성되어 있다. 원하는 부위에 이 도구를 위치시킨 후 체중을 실으면 된다.

롤러(Rollers)

저자는 대부분의 경우 유발점을 눌러주는 것을 선호하지만 롤러를 사용하여 통증을 완화하고 싶으면 휴대용 롤러인 Tiger Tail이라는 도구가 있다. 등 부위 치료용으로 보다 더 큰 롤러도 있다. 저자는 최대 효과를 내기 위해서 매우 천천히 굴리는 것을 추천한다.

안전이 제일 중요

집에서 유발점 치료를 할 때 안전을 위해 기억해 두어야 할 사항

박동 부위 마사지 금지. 목동맥(경동맥; carotid artery)이 있는 목 전방, 넙다리동맥(대퇴동맥; femoral artery)이 있는 엉덩이이나 이 외에 어디서나 박동이 있는 것이 감지되는 부위를 마사지 할 때는 주의해야 한다. 이런 부위를 마사지 하면 혈류 장해를 초래하거나 동맥이세 혈전이 떨어저 나가 심장발작이나 뇌졸중을 일으킬 위험성이 있다.

림프절 마사지 금지. 림프절은 콩-크기로 작고 목, 겨드랑이, 서혜부와 다른 곳에도 있다. 이를 근육매듭이나 유발점(림프절에 비해 훨씬 작다)으로 오진하면 안된다. 림프절이 부어있으면 전문의 진료가 필요하다.

빨갛거나 부어있는 부위 마사지 금지. 염증을 더 악화시킬 가능성이 많다. 특히 장단지에서 이런 소견이 있으면 조심해야 한다. 이러한 증상이 있으면 전문의 진료가 필요하다.

전격통(lightening pain) 또는 박동성 통증(throbbing pain) 주의. 유발점에 의한 통증은 보통 깊은 곳에서 둔하게 쑤신다. 더욱 급성 통증인 경우에는 전문의 진료가 필요하다. 유발점이 여러 개 있을 수 있지만 근본 원인이 다른 것에 의한 것이 흔하여 전문의와 치료를 같이 하기도 한다.

통증 완화 젤(Pain Relief Gel)

다른 놀라운 도구는 DERM 회사에서 생산되는 O_2 Derm Relief라 불리는 젤이다. 이것은 피부와 피부밑 조직에 산소를 공급하는 방법이다. 저자는 이 젤을 척수신경 분포지역과 유발점 위에 발라준다. 통증의 원인으로 의심되는 근육이 수 초 내에 이완되어 보다 더 빠른 치료 효과를 보인다. 저자는 직장이나 여행 중에 항상 이것을 가지고 다닌다

통증 완화에 사용되는 다른 접근법

지금까지 유발점치료에서 기본이 되는 신경프로싱, 압박마사지 그리고 다양한 마사지 도구를 사용하는 물리적 접근법에 대해서 알아보았다. 각 방법 모두 중요한 것들이지만 더 중요한 사항이 있다. 우리는 신경계를 통해서 통증을 느끼고 있다. 그러므로 통증을 조절하기 위해서는 신경계를 진정시키는 것이 특히 중요하다. 이를 위해 물리적이면서 정신적인 여러 가지 방법들을 사용할 수 있는데, 그 중 여기서는 저자가 특히 선호하는 방법들을 소개한다.

호흡훈련(Breathing Exercises)

숨을 깊게 쉬면 마음을 진정시키는 데 도움이 된다는 사실은 이미 알고 있겠지만 신체에서 실제로 어떤 화학반응을 일으키는지 알고 있는가? 숨을 단순이 충분하게 쉬지 않거나, 불안, 스트레스 또는 나쁜 호흡습관으로 숨을 너무 얕게 쉬면 신체는 충분한 양의 흡입된 산소를 이산화탄소(CO_2)로 전환할 수 없어 혈중 Ph가 7.4에서 7.5 또는 7.6으로 상승한다. 이런 상태를 저탄산증(Hypocapnia)이라 하는데 혈관수축 효과가 있기 때문에 정상 혈류 흐름을 저해시킨다. 결과적으로 근육과 근섬유가 경련(Spasm), 단일수축(Single twitch) 되어 약해지고 손상을 받게 된다. 그러므로 호흡훈련을 하면 긴장을 푸는데 좋을 뿐만 아니라 실제로 혈류를 개선하여 유발점을 치료하거나 예방하는 것에 도움이 된다.

저자가 선호하는 호흡훈련 방법은 단순하나 효과가 있다.

- 6초 동안에 코로 숨을 들이마신다.
- 1초 동안 멈춘다.
- 4초 동안에 숨을 내쉰다.

- 3분 동안 지속적으로 시행한다.
- 아래에 잠지기 전에 시행하면 쉽게 잠들 수 있는 다른 단순하고 효과적인 호흡법을 소개한다.
- 하얀 흑판을 마음 속에 떠오르게 한다.
- 마음 속으로 숫자 0을 천천히 흑판에 쓰면서 숨을 들이마신다.
- 마음 속에 그렸던 숫자 0을 지우면서 천천히 끝까지 숨을 내쉰다.
- 숫자 1에서 9까지 그리면서 반복한다.

안절부절, 소폭요동, 꿈들거림 (Fidget, Wiggle, Sqirm)

신체 어느 부위의 혈류가 부족하여 산소공급이 충분하지 않으면 우리는 본능적으로 그 부위로 혈류를 되돌리려고 움직인다. 이렇게 하면 다리를 움직일 필요가 있을 때까지 불편을 멈출 수 있다.

문제는 다른 사람들이 이런 사람을 주시하고 비난 하거나 기이하게 생각할 수 있어 이러한 본능적인 움직임을 하지 못하게 하는 것이다. 그래서 불편함은 더 늘어가는 상태로 조용히 앉아 있게 되는데 이를 극복해야 한다. 편안함을 느낄 수 있을 때까지 가능한 많이 꿈틀거려야 한다.

찰싹 두드림 (Slapping)

만성 통증이 있으면 뇌는 지나치게 민감하게 되고 들어오는 신경전달 신호를 대비하는 것에 대해 익숙해진다. 이것을 "조절(Accommodation)"이라고 한다. 간단히 말하자면 뇌가 주의를 잘 기울이지 않는다는 것이다. 신체의 연부조직이 긴장되면 혈류가 감소한다. 이런 혈류감소는 긴장된 부위의 피부, 신경, 근육으로 가는 산소량을 줄어들게 하고, 산소가 부족하면 통증을 느끼게 된다.

신체 전체를 부드럽고 통증이 없을 정도로 가볍게 두드려주면 이전에는 무시했던 부위로 뇌의 주의를 끌게 되고 또한 당분간은 혈류량도 증가시켜 보다 자유롭고 통증이 없이 움직일 수 있도록 해준다. 특별한 장비가 필요하지 않고 어디서나 할 수 있는 방법이다. 경기나 올림픽에 출전한 운동선수가 이를 시행하는 것을 본적이 있을 것이다. 이에 대한 과학적인 연구는 많지 않고 확실한 기전도 아직 밝혀지지 않았다.

돈을 낭비하고 있는 것 같으면 맨 솔질(Dry brushing)을 위해 특별히 제작된 솔을 구입

해서 사용하면 좋다. 이렇게 해도 같은 효과를 얻을 수 있다(저자는 샤워 후에 타올로 문질러서 같은 효과를 보았다 - 하지만 근무 중에는 정확하게 할 수 없다.)

더 좋아지기를 원한다면 자기 - 관리(Self-care)가 절대적으로 필요하다. 치료 테이블에 그냥 누어만 있어서는 치료되지 않는다. 본인의 전반적인 건강상태를 파악해서 자신의 신경, 근육계통을 하향조정할 수 있는 환경을 만들어야 한다. 충분한 수면, 건강식 섭취, 시간을 내서 편안히 쉬기 같은 것은 단순히 해야할 일의 목록을 없애는 것이 아니라 통증 - 조절기법에서 효과적인 방법이다.

무슨 일이 일어나고 있는지 이해하기

통증 치료에서 많은 부분을 차지하는 것은 내 몸 안에서 무슨 일이 일어나고 있는지 이해하는 것이다. 사람들은 통증이 무엇인가 알 수 없는 원인으로 발생하는 것이라 판단하고 걱정하는 경우가 너무 흔하다. 이들은 무엇인가 두려운 것이 조직에 숨어있다 생각하고 제일 좋지 않은 경우를 예상하고 지속적으로 마음속에서 생각하게 된다. 이러한 것은 해로우므로 중단시켜야 한다.

여러 가지 방법의 진단과정을 거치면서 많은 의사를 만나고 반복되는 영상촬영과 테스트를 받아도 통증이 발생하게 되는 숨은 원인을 정확하게 찾아내기는 희박하다. 반흔조직은 손상받은 후 2 - 3개월(완전 성숙한 반흔은 1년 걸림) 이내에 형성된다. 통증 원인이 되는 것이 X-ray, CT, MRI 영상에서 나타난다면 그 결과를 직접 볼 수 있다. 그러나 많은 예에서 이러한 방법으로 통증과 관련된 원인을 알 수 없는 것이 현실이다. 이런 경우는 신경계와 유발점이 과민하거나 자극된 상태에 있기 때문이지 치료방법이 없는 미궁 속의 다른 병증이 있어서가 아니다.

이 외에 신체의 연부조직 종류는 몇 개 정도만 있고 명칭은 발음하기도 어려운 라틴어와 그리스어로 된 의학용어로 되어 있다. 저자는 진단명을 알기 쉽게 풀어야 할 필요가 있다고 생각한다. 의사가 신체부위를 진단명에 사용하고 이 부위가 왜 아픈지를 환자가 알 수 있도록 해야 한다. 으름장을 놓을 필요는 없다. 단지 무엇이 진행되고 있어 통증이 있고 이를 위해 어떤 도구가 도움이 되는지 알아보는 것이 무엇보다 중요하다. 이 책에는 통증치료에 도움이 되는 많은 아이디어와 지시사항으로 채워져 있어 상당한 정도로 통증을 다루는 능력을 가지게 되는데에 도움이 될 것이다.

뇌의 재교육(Retraining Your Brain)

통증이 신경, 근육이 자극되어 발생했을 가능성이 있다는 것을 알았으므로 알 수 없는 미지의 원인에 집중하고 스트레스 받아 문제를 더 악화시키지 않는 방법을 시도해야 한다. 이에 도움이 되는 방법을 알아본다.

- 담당 의사나 치료사가 어느 근육이 제일 문제인지를 알려 줄 것이다. 그러면 이 책에서 그 근육을 찾아 조사해본다. 이들이 어디로 연관통을 일으키는가?
- 도움이 되는 치료방법 또는 기법을 알았다면 이를 다시 할 수 있는 방법이 있다. 좋은 결과를 보이는 동일한 방법을 지속적으로 시행한다.
- 자기의 통증형태를 인터넷에서 찾아서 그대로 복사하여 프린트해서 언제나 볼 수 있는 곳에 붙여 놓은 사람을 저자는 보았다. 날마다 붙여 놓은 것을 보면 자기의 문제가

도움이 되는 습관

마음을 안정시키고 신경, 근육을 이완해서 통증을 멈추는데 도움이 되는 습관을 개발한다. 저자가 선호하는 방법을 몇 가지 소개한다.

- 주방 타이머를 방 반대측에 설치한다. 매 20분마다 일어나서 다시 조정하게 설정해 놓는다. 이렇게 하면 너무 오랫동안 지속적으로 앉아있을 수 없으므로 신체근육 발달에 도움이 된다.
- 앉는 의자는 편안하게 잘 맞는 것을 사용한다. 이상적인 것은 발이 바닥에 편하게 놓여야 하고 등 지지대가 필요하며 팔꿈치는 팔걸이에 걸친다.
- 매일 잠자고 일어나는 시간이 일정해야 한다.
- 주위의 사랑하는 사람과 자주 소통하고 친밀하게 지내도록 한다.
- 적극적인 사회활동이 매우 중요하다. 종교, 클럽, 시민 조직 등 공적인 모임에 참여하여 다른 사람과 좋은 관계를 맺는 것이 통증치료에 큰 효과가 있다.
- 관심 있는 스포츠 또는 운동 규범을 찾아본다. 저자는 무술과 무도장 댄스를 좋아한다. 이렇게 하면 근육이 지속적으로 활동을 하게 되고 재미도 있다.

무엇인지 깨닫게 되어 최악의 시나리오로 가는 재앙적인 결론에 이르는 것을 막을 수 있다.

- 통상적으로 통증이 있는 부위를 찾아내고, 통증이 없는 범위에서 움직이면(자주 반복함) 신경과 뇌 사이의 신호전달을 변화시키는 것에 도움을 줄 수 있다. 이렇게 하면 뇌가 이런 움직임이 안전하다고 인식을 하도록 해준다.
- 통증을 일으키지 않는 범위에서 운동하는 것을 머리속으로 상상하면 뇌가 이를 기억하게 되어 이전에 통증을 느꼈던 것과 같은 반응을 지속적으로 보이지 않게 된다.
- 22쪽에 있는 호흡훈련은 신경계를 진정시키는데 놀라운 역할을 한다.
- 2부 전체에 걸쳐 소개된, 신경을 진정시키는 신경프로싱(Nerve flossing)은 뇌를 안정시킨다.
- 유발점을 압박할 때 가볍게 만지는 것만을 2-4분 동안 유지하면 안정되는 경우가 흔하다. 뇌는 오랜 시간동안 가볍게 만지고 있는 것만으로도 학습을 한다.

팁, 비결(Tips and Tricks)

여기서 저자가 수년간 경험하면서 발견한 유발점치료가 더욱더 효과를 보일 수 있는 몇 가지 팁에 대해 설명한다.

- 통증이 너무 심한 경우 : 사람들은 흔히 가장 도움이 되는 중요한 세부사항을 잃어버리는 경향이 있다. 치료 : 리스트! 유발점치료를 위해 필요한 리스트를 1쪽 정도 분량으로 작성한다. 복사본을 몇 개의 방에 두었다가 필요할 때 바로 꺼내 볼 수 있도록 한다. 저자는 냉장고, 책상옆 벽, 전화기에 배치해두고 있다. 스마트폰에도 필요한 리스트를 작성해서 보관해도 좋다. 해결방법이 다를 수 있지만 이에 대한 리스트를 만들어두면 좋다.
- 본 교과서에서 가장 많이 이용하는 페이지에 책갈피를 끼어두거나 사진을 찍어 보관해두면 언제라도 신속하게 꺼내볼 수 있다. 해당 페이지를 사진촬영하여 핸드폰에 쉽게 열어볼 수 있는 폴더에 저장해 두어도 좋다.
- 서둘러서 하거나 통증이 심한 경우 과잉치료를 하기 쉽다. 이런 경우 통증이 더 심해질 수 있다. 한 곳에 하루에 1-2회만 치료하고 더 많은 부위는 서두르지 않고 다음으로 연기한다. 호흡하고 움직이는 것을 잊지 않도록 한다. 열 또는 뜨거운 물에 담근다

(특정 근육이 정말로 문제를 일으키고 있다면 얼음이나 얼린 완두콩을 사용하면 진정될 수 있지만 저자는 먼저 열로 시작하는 것을 권한다).

- 자기-치료가 중요하지만 시기와 빈도가 개인에 따라 천차만별이다. 어떤 사람은 그런대로 지낼 수 있을 정도로 되기 위해 매일 유발점 치료를 해야 한다. 또 다른 사람은 일주일에 2-3회만 해도 지낼 수 있다. 진전을 보이거나 지속적으로 좋아질 정도로 충분하게 유발점 치료를 하는 것이 현명하다. 그러나 독단적인 목표를 이루려는 생각에 집착해서는 안된다.
- 신체 운동에 너무 몰두하지 말자-바닥 걸래질하기, 못 두드려박기 등-이러면 더 자신을 고통으로 밀어넣는 것이다. 이런 것을 멈추고 자신을 돌보도록 하라. 충분한 시간이 없다고 느끼고 있는 통증 완화를 위해 무엇인가 신속하게 할 수 없는 것이 아니다. 할 수 있는 것을 하도록 하라. 그러면 당신의 몸이 고맙다고 할 것이다.
- 좋아하는 무엇인가에 집중하다 보면 흔히 뇌가 통증에서 다른 것으로 관심을 돌리게 되어 통증 완화에 크게 도움이 된다. 정기적으로 즐거운 마음으로 할 수 있는 일을 찾아보도록 하라. 예를 들면 지역 봉사에 자원하는 것과 같은 일이다.
- 22쪽에 소개되어 있는 호흡훈련은 통증 완화에 상당한 도움이 된다.
- 스트레스를 받으면 통증이 심해진다. 가능한 스트레스를 피하는 것이 정말 중요하다. 그러므로 때로는 뉴스, 매스컴을 피하는 것이 중요할 수 있다.
- 수면이 엄청나게 중요하므로 불면증, 수면의 질이 좋지 않아 힘들면 해결방법을 찾는 것이 중요하다. 기본적 수면위생을 지키면 수면의 질을 개선할 수 있다. 침대는 경제적인 문제에 대한 논의, 아이들과 놀아주기, TV 시청하기 같은 것을 하는 장소가 아니라 단지 잠을 자거나 부부생활을 하는 장소로만 사용해야 한다.

PART TWO

해야 할 일

이제 시작이다! Part 1 에서 얻은 정보를 적용해 보자.

Part 2 사용법

먼저 뒷부분에 나와 있는 증상 나열표를 참조하거나 당신 통증에 해당하는 챕터를 찾아보기를 권한다. 예를 들어 머리나 얼굴 부위에 통증이 있으면 해당 챕터로 들어가서 적절한 치료를 시작한다.

해당 근육에 대한 정확한 정보 그리고 통증 유발 패턴들과 어떻게 통증유발점을 찾을 수 있는지를 숙지하는 것이 중요하다. 주의할 점은 하이라이트 되어 있는 통증유발점 부분이 항상 정확한 지점은 아니다는 것이다. 통증유발점은 매우 작고 근육의 어느 지점에나 발생할 수 있다는 것을 유념하여야 한다. 또한 이 책에서 소개된 패턴은 몸의 한쪽 부분만을 나타내는 것으로 양쪽에 존재하거나 반대쪽에 존재할 수 도 있다는 점도 고려해야 한다. 이 책에서 통증유발점이 존재하는 통증 부위를 "치료 부위" 라고 명명하기로 한다.

다음으로 특정 부위 근육에 통증유발점이 생겼을 때 어떻게 통증이 느껴지는지에 대해 기술하고 이 부분이 어떻게 변화하고 진행하는지에 대해 설명하기로 한다.

가장 중요한 것은 각각의 근육을 어떻게 치료해야 하는지에 대해 기술하는 내용이라는 것을 염두해 두길 바란다.

방법 1 : 척추치료

우리 몸을 지나는 신경들은 척주를 통해 다시 뇌와 연결된다. 정확한 척주 부위를 마사지하게 되면 주변 근육들이 연결되어 있는 지점들을 동시에 치료할 수 있다는 것이다. 방법 1에서는 어떤 척수신경이 각 근육을 지배하고 있는지를 알려주고 이를 통해 주변부 근육의 어느 지점을 정확히 마사지해야 하는지를 알려준다.

방법 2 : 신경프로싱

신경프로싱(Nerve flossing) 이라는 용어는 신경을 치실처럼 앞뒤로 밀었다 당겼다하는 동작을 지칭하는데 이렇게 하여 신경의 흥분이나 자극을 감소시키고 신경이 지배하고 있는 해당 근육의 통증을 감소시킨다. 방법 2에서는 통증에 관여하는 근육을 지배하는 신경의 프로싱 방법에 대해 설명하고자 한다.

방법 3 : 유발점 치료

방법 3에서는 어떻게 통증 부위를 찾고 부드러운 압력을 이용하여 마사지를 하는 방법에 대해 설명한다.

방법 4 : 서서히 움직인다.

부드럽고 서서히 마사지 하는 방법을 혈액순환을 촉진시키고 통증을 유발하는 근육이 아직은 가동성이 있다는 정보를 뇌로 전달하게 만든다. 이 방법에서는 어떤 동작을 취하게 해야 하는지에 대해서도 설명한다.

또한 각각의 단계에서 치료해야 하는 근육들도 나열해 보도록 한다. 유념할 점은 한 지점의 통증유발점이 전혀 다른 지점의 통증도 유발할 수 있다는 점이다. 때문에 전혀 생각지 않던 근육을 치료해야 하는 경우도 있다. 어디부터 시작해야 하는지에 대해서 설명해 보도록 하겠다.

CHAPTER 3

머리, 얼굴
(Head, Face)

머리, 얼굴, 그리고 턱부분에 통증을 가지고 있습니까? 이러한 통증들은 흔히 두통이나 턱관절장애와 연관이 되어 있는 경우가 흔하고 통증유발점을 찾아볼 수 있다. 통증유발점은 머리나 얼굴부위에 존재하지 않고 목부위의 목빗근(Sternocleidomastoid), 어깨 부위의 등세모근(Trapezius)에 오히려 더 많이 존재하는 경우가 많다. 이 장에서는 머리나 얼굴부위에 통증이 있는 경우 어느 부위를 어떻게 마사지 해야 하는지에 대해서 설명해 보도록 한다.

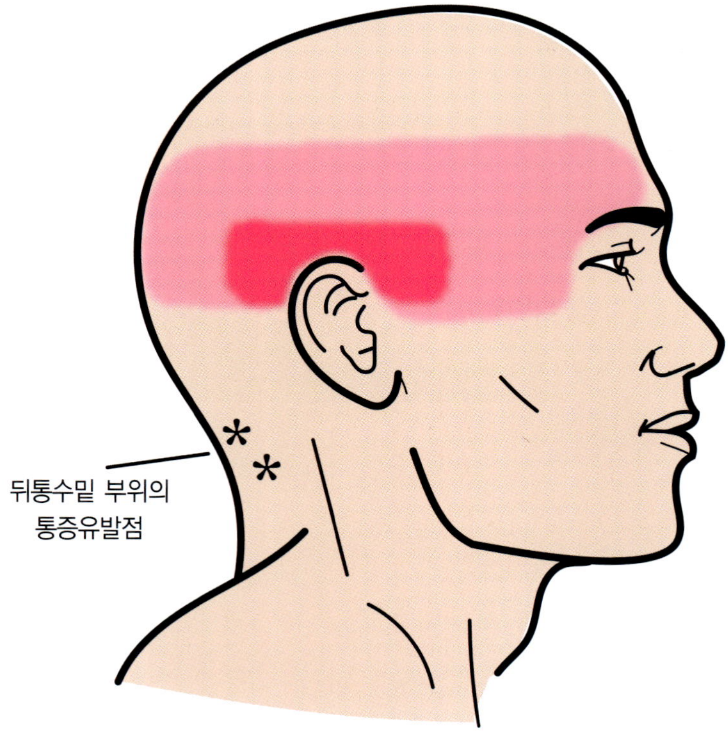

뒤통수밑근육 (Suboccipital muscle)

통증 부위 : 머리 전체와 보통 눈 뒷부분이 조이는 느낌

동반 증상 : 온몸이 조이는 듯

흔한 원인 : 편타손상이나 만성 스트레스

방법 1 : 척추치료

- 손가락을 이용하여 첫째 목뼈인 고리뼈(Atlas) 바로 옆에 깊게 있는 척주옆근육들을 압박한다. 뼈 자체를 누르지 않도록 주의하여야 한다.
- 고리뼈 양쪽에서 10 – 90초간 압박을 지속한다.

방법 2 : 신경프로싱

- 뒤통수밑신경(Suboccipital nerve)을 프로싱한다.

방법 3 : 유발점 치료

- 반듯한 자세로 누운 채 가슴을 향해서 턱을 아래로 내린다. 머리뼈와 척주가 만나는 지점에서 통증 부위를 찾아 부드럽게 문지른다.
- 부드러운 압력을 10 – 90초간 가한다.

방법 4 : 서서히 움직인다.

- 중립으로 앉은 자세 또는 서있는 자세에서 시작한다.
- 턱을 가슴으로 당기면서 뒤통수밑과 목뒤위쪽 근육들을 신장시킨다. 다시 중립자세로 자세를 취한다.
- 머리를 앞으로 쑥 내밀어 목을 내밀었다가 다시 중립자세로 취하는 것을 반복한다.
- 총 5회 반복한다.

치료가 필요한 다른 근육 : 등세모근(Trapezius), 목빗근(Sternocleidomastoid), 또는 종종 가슴근(Pectoralis)이 뒤통수밑 부위의 통증을 유발하기도 한다.

안전이 제일 중요

한 부분만 치료하라고 한다면 뒤통수밑근이 목표가 될 수 있다. 치료 후 몸 전체가 충분히 긴장을 풀고 이완될 수 있도록 한다. 이 부위의 치료는 주의를 기울일 필요가 있다. 치료 부위를 결정하는데 있어서 해당 뒤통수밑 부위가 자가치료가 가능한지 아니면 의사의 진료가 필요한 경우인지에 대해 설명하고자 한다.

- 몸을 앞으로 구부려서 무릎에 팔꿈치를 대도록 한다.
- 손을 머리에 올리고 눈을 뜬다.
- 일정한 방향을 쳐다보았을 때 어지럽거나 눈이 한쪽에서 다른 쪽으로 움직이는 경향이 발생하면(안구진탕)이 경우 전문 의료진의 진료가 필요한 징후이므로 자가치료를 중단하고 진료를 받아야 한다.
- 안구의 불수의적 운동이 없고 안정적이면 부드럽게 뒤통수밑 부위를 누른다. 이때에 갑자기 정신이 없어지고 감각이 없어진다거나 양측 팔에 힘이 떨어진다면 이 경우도 전문 의료진의 평가가 필요한 경우이다.

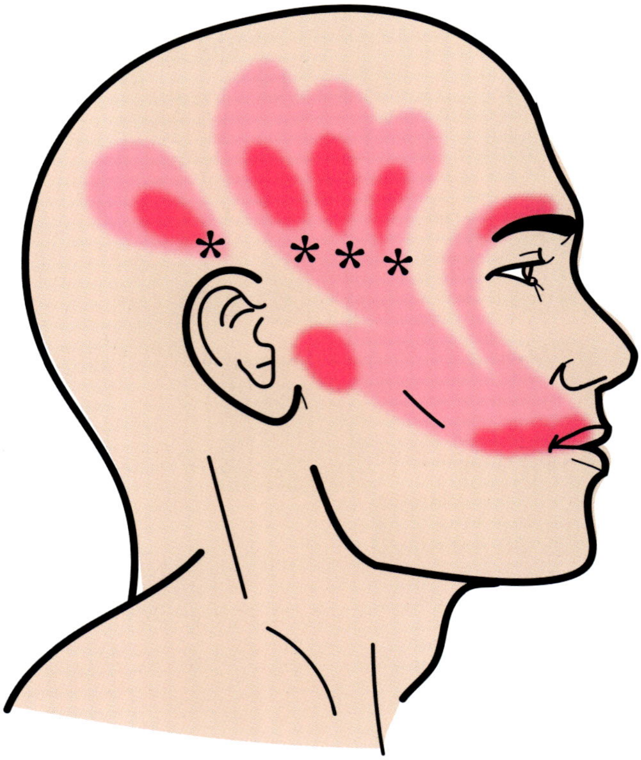

관자근 (Temporalis)

통증 부위 : 관자부위와 위턱부위 일부

동반 증상 : 통증과 이상감각이 치아 부위에도 느껴짐. 관자부위의 통증유발점을 치료한 환자들은 흔히 치통도 같이 해결되었다고 하는 경우가 많다.

흔한 원인 : 등세모근(Trapezius) 또는 목빗근(Sternocleidomastoid)의 통증유발점. 가끔 치아 문제로 발생하기도 한다.

방법 1 : 척추치료

- 이 근육은 뇌신경이 분포하기 때문에 척주옆근육에 대한 치료는 필요하지 않다.

방법 2 : 신경프로싱

- 삼차신경 프로싱을 위해서 Jig Jaw 프로싱(46쪽)을 시행한다.

방법 3 : 유발점 치료

- 입을 최대한 충분히 벌려 보면 관자부위에 근육이 빡빡한 느낌이 드는 부위가 느껴지는데 그곳이 통증유발점이다.
- 눈확 가쪽과 귀 사이를 잇는 손가락 길이 정도의 가상의 선을 따라 부드럽게 누르면서 통증유발점을 찾는다.
- 각 유발점마다 10 – 90초간 압력을 가한다.

방법 4 : 서서히 움직인다.

- 부드럽게 하품을 하는 동작을 5번 취한다.

치료가 필요한 다른 근육 : 등세모근(Trapezius, 56쪽), 목빗근(Sternocleidomastoid, 50쪽), 깨물근(Masseter, 38쪽)

Tip: 부드러운 조작이 가장 중요하다. 너무 강한 압력은 오히려 두통을 유발할 수 있다.

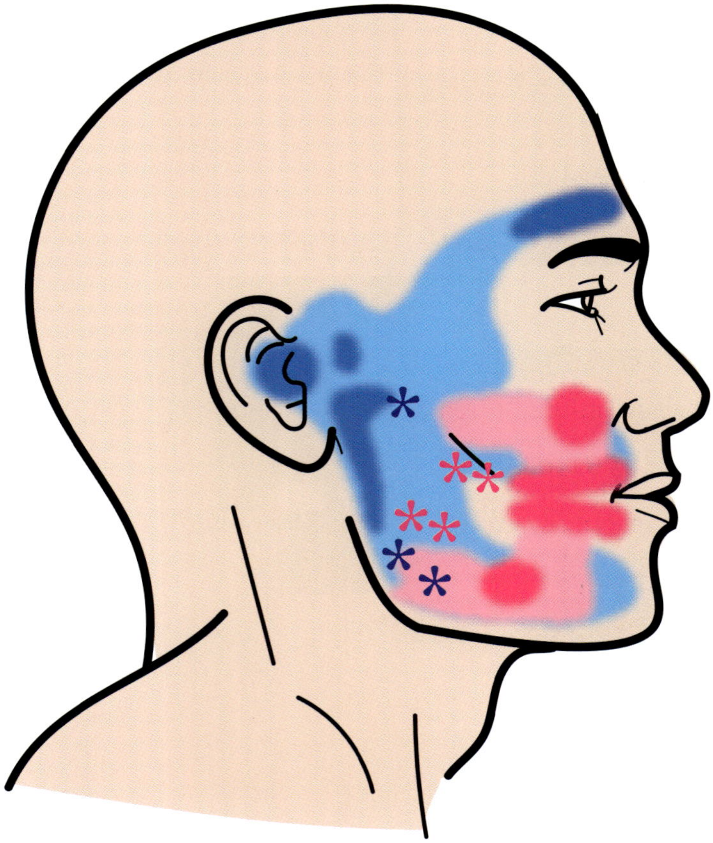

깨물근(Masseter)

통증 부위 : 턱, 이마 그리고 코곁굴(Paranasal sinus) 부근

동반 증상 : 입을 크게 벌리면 뻑뻑한 느낌이 들고 귀가 울리기도 한다.

흔한 원인 : 등세모근(Trapezius) 또는 목빗근(Sternocleidomastoid)의 통증유발점. 가끔 치아 문제로 발생하기도 한다.

방법 1 : 척추치료

- 이 근육은 뇌신경이 분포하기 때문에 척주옆근육에 대한 치료는 필요하지 않다.

방법 2 : 신경프로싱

- 삼차신경 프로싱을 위해서 Jig Jaw 프로싱(46쪽)을 시행한다.

방법 3 : 유발점 치료

- 입을 최대한 충분히 벌린다. 입주변의 근육에서 통증유발점을 찾아 부드럽게 꼬집어 본다.
- 통증유발점에 압력을 10-90초 동안 가한다.

방법 4 : 서서히 움직인다.

- 부드럽게 하품을 하는 동작을 5번 취한다

치료가 필요한 다른 근육 : 등세모근(Trapezius, 56쪽), 목빗근(Sternocleidomastoid, 50쪽), 관자근(Temporalis, 36쪽)

Tip: 얼음을 씹어 먹거나 이빨로 딱딱한 견과류를 씹는 동작들이 이 근육을 자극하는 경우가 많다. 저자의 경우를 예로 들자면 자동차 사고 후에 깨물근 부위의 통증으로 인해서 껍을 씹거나 딱딱한 음식물을 씹는 동작을 할 때에 매우 고통스러웠다. 이 근육이 충분히 치료되고 회복될 때까지는 될 수 있으면 딱딱한 음식은 피하는 편이 좋다.

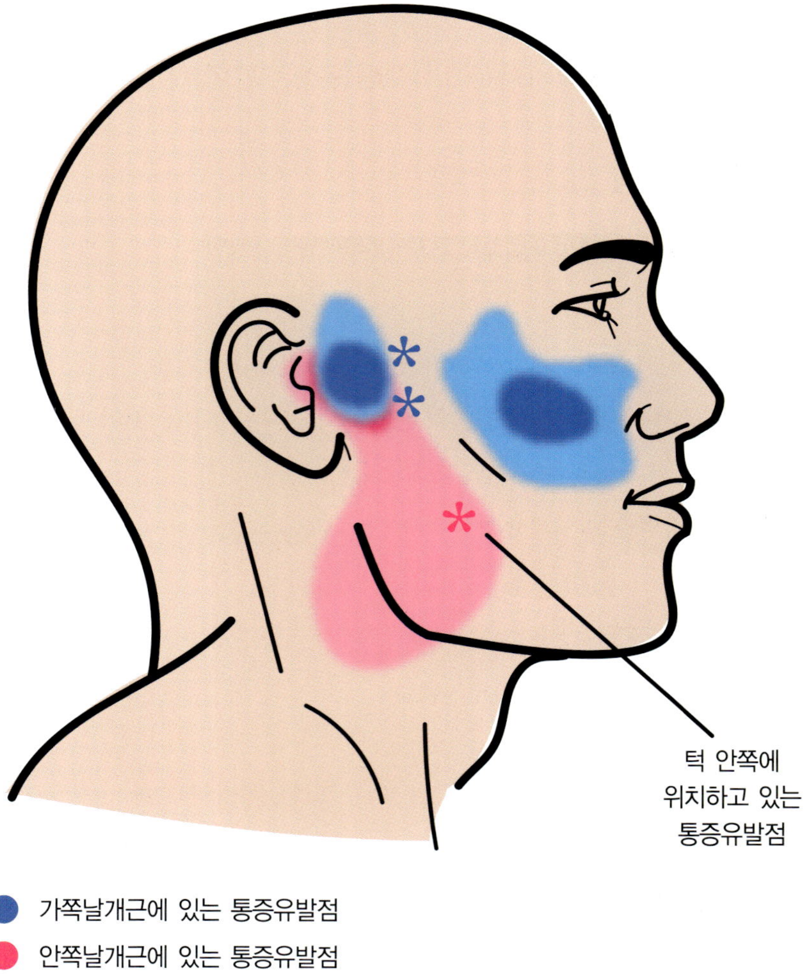

안쪽 및 가쪽날개근(Medial and Lateral Pterygoids)

통증 부위 : 턱과 코곁굴 부위. 코가 막혀서 흔히 감기약을 복용하여도 증상의 호전이 없는 경우 이 근육의 통증유발점이 문제인 경우가 많다.

동반 증상 : 거울을 보면서 턱을 좌우로 움직여보면 덜그럭거리는 느낌이나 소리가 들리는 경우가 많다.

흔한 원인 : 등세모근(Trapezius) 또는 목빗근(Sternocleidomastoid)의 통증유발점, 치아에 문제가 생겼을 때 등

방법 1 : 척추치료

- 이 근육은 뇌신경이 분포하기 때문에 척주옆근육에 대한 치료는 필요하지 않다.

방법 2 : 신경프로싱

- 삼차신경 프로싱을 위해서 Jig Jaw 프로싱(46쪽)을 시행한다.

방법 3 : 유발점 치료

- 턱의 뒤부분 끝자락에서 손가락을 굴려본다. 입을 벌릴 때 턱관절 앞쪽에서 통증유발점을 느낄수 있다. 압력을 안쪽, 앞쪽, 그리고 아래쪽으로 차례로 가해본다. 입안으로 넣어서 할 필요는 없다.
- 통증유발점에 압력을 10-90초 동안 가한다.

방법 4 : 서서히 움직인다.

- 부드럽게 하품을 하는 동작을 5번 취한다.

치료가 필요한 다른 근육 : 등세모근(Trapezius, 56쪽), 목빗근(Sternocleidomastoid, 50쪽), 깨물근(Masseter, 38쪽), 관자근(Temporalis, 36쪽)

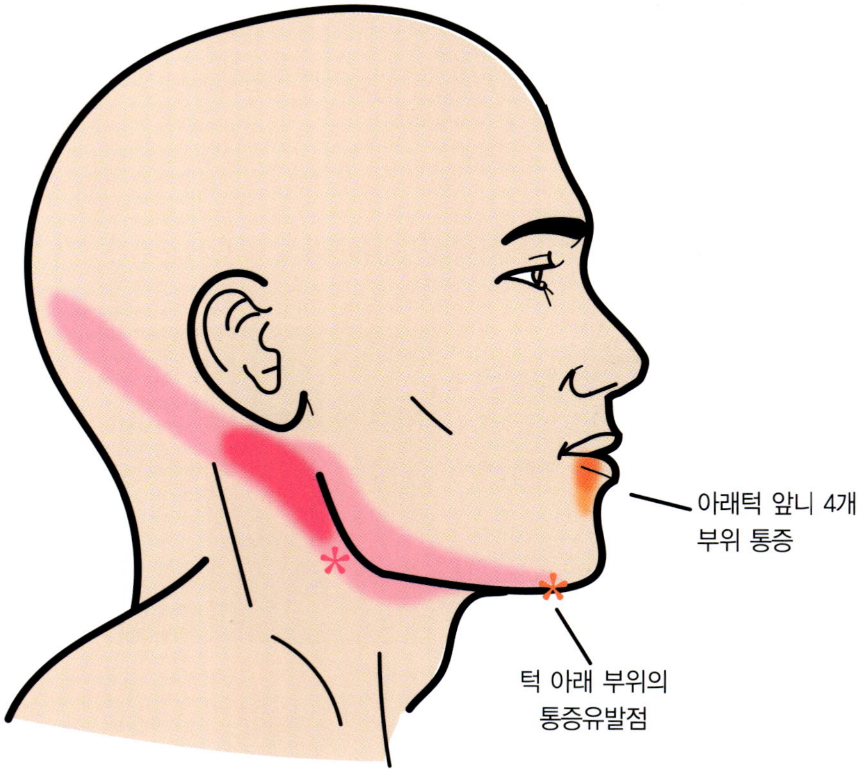

턱두힘살근 (Digastricus)

통증 부위 : 아래턱 앞니 아래 부분, 턱과 귀 뒤아래 부분

동반 증상 : 귀의 통증

흔한 원인 : 채찍질 손상(Whiplash injury), 치아 치료나 이갈이

방법 1 : 척추치료

- 이 근육은 뇌신경이 분포하기 때문에 척주옆근육에 대한 치료는 필요하지 않다.

방법 2 : 신경프로싱

- 삼차신경과 얼굴신경 프로싱을 위해서 Jig Jaw 프로싱(46쪽)을 시행한다.

방법 3 : 유발점 치료

- 턱의 앞아래 부분에서 통증유발점을 찾아본다.
- 통증유발점에 압력을 10 - 90초 동안 가한다.

방법 4 : 서서히 움직인다.

- 중립자세로 앉거나 선다.
- 머리를 뒤쪽으로 기울이고 천장을 바라보는 동작을 하면서 근육을 신장시킨다. 목이나 머리를 뒤쪽으로 귀울이지 않도록 주위한다. 중립자세로 다시 취한다.
- 목은 고정한 채로 머리를 바닥을 바라보면서 근육을 수축시킨다. 다시 중립자세로 취한다.
- 총 5회 반복한다.

치료가 필요한 다른 근육 : 목빗근(Sternocleidomastoid, 50쪽)

Tip : 수면시 이를 가는 사람은 보조기가 도움이 될 수 있다.

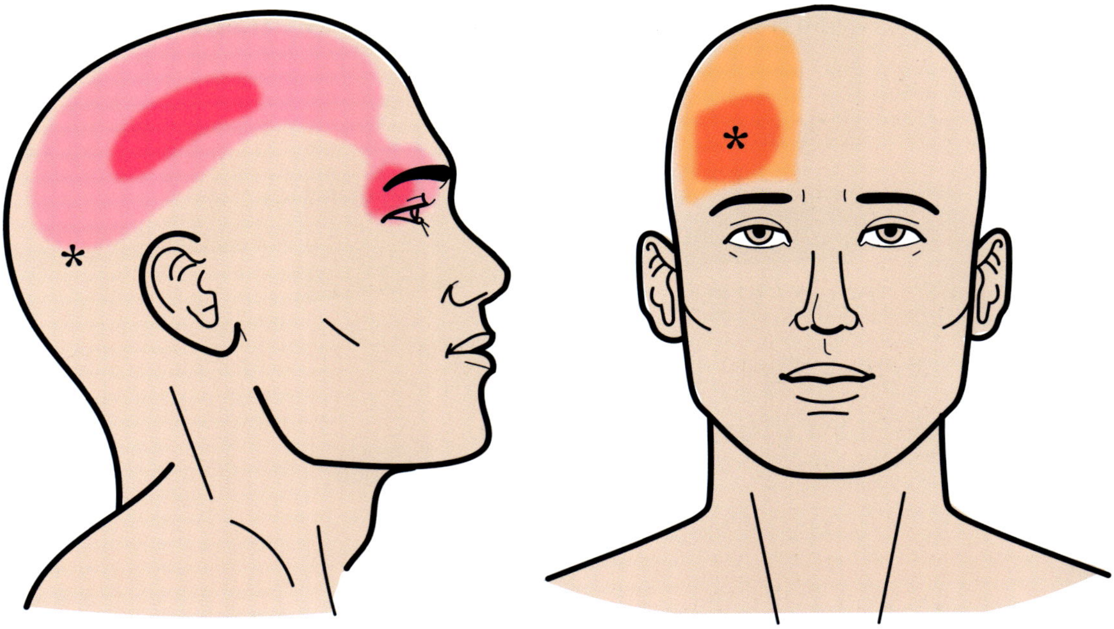

뒤통수이마근 (Occipitofrontalis)

통증 부위 : 뒤통수부위나 이마부위 또는 그 사이의 머리덮개 피부 부분. 이 근육은 다른 근육과 달리 다른 곳에 통증을 유발하지 않고 해당 부위에만 통증을 유발한다.

동반 증상 : 베개에 누우면 머리 뒤부분에 통증이 생긴다.

흔한 원인 : 머리부위 외상, 꽉 끼는 오토바이나 자전거 헬멧 등

방법 1 : 척추치료

- 손가락을 이용하여 목 위부분에서 첫째에서 셋째 목뼈 옆에 위치하고 있는 척주옆근육들을 압박한다. 뼈 자체를 누르지 않도록 주의하여야 한다.
- 통증유발점에 10–60초간 각각의 압력을 가한다.

방법 2 : 신경프로싱

- 얼굴신경 프로싱을 위해서 Jig Jaw 프로싱(46쪽)을 시행한다.
- 턱운동을 하고 나서 혀를 좌우로 왔다갔다 천천히 움직여 본다. 그 후에 눈썹을 위아래로 움직여 본다.
- 일련의 같은 동작을 총 10회 반복한다.

방법 3 : 유발점 치료

- 이마부위, 정수리부위, 뒤통수부위를 부드럽게 손가락으로 누르면서 통증유발점을 찾아본다.
- 통증유발점에 압력을 10–90초 동안 가한다.

방법 4 : 서서히 움직인다.

- 다른 연관 동작은 없다.

치료가 필요한 다른 근육 : 목빗근(Sternocleidomastoid, 50쪽), 등세모근(Trapezius, 56쪽)

Tip : 근육 자체가 매우 얇기 때문에 과도한 압력을 주지 않도록 한다.

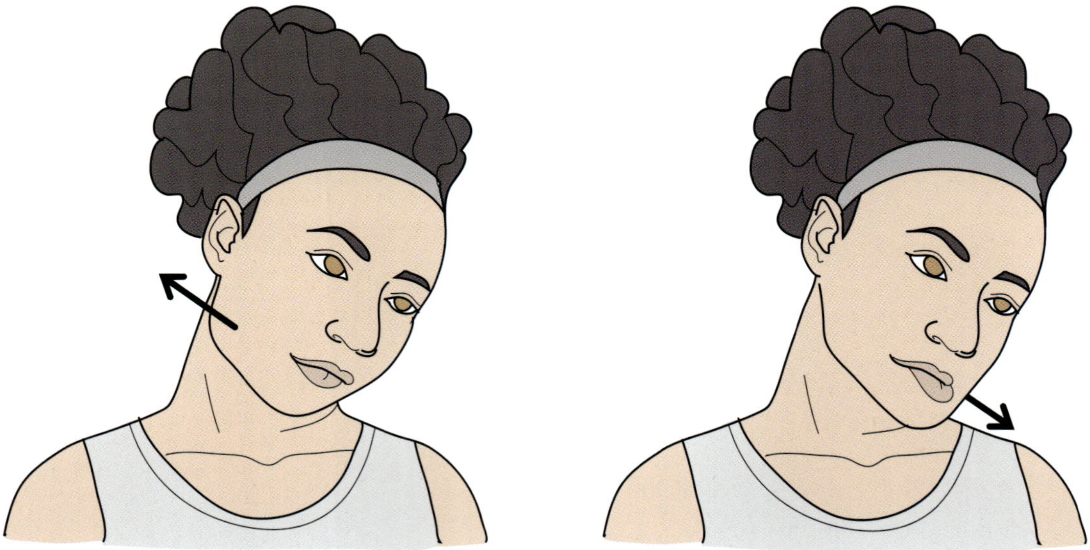

신경프로싱 : Jig Jaw

이 동작은 삼차신경과 얼굴신경을 프로싱하는 방법인데 이를 통해 뒤통수이마근(Occipitofrontalis, 44쪽), 관자근(Temporalis, 36쪽), 날개근(Pterigoids, 40쪽)을 포함한 머리와 얼굴의 몇몇 근육들의 통증을 이완시킨다.

방법

- 서거나 앉은 자세로 중립자세를 취한다. 머리는 약간 위쪽을 향해 앞을 바라보고 이완된 상태로 유지한다.
- 턱을 당기고 귀를 치료 중인 쪽에서 멀어지도록 어깨쪽으로 똑바로 내린다. 반대쪽 바지주머니를 바라보며 고개를 숙인다. 턱을 좌우로 천천히 움직여 본다.
- 이 동작을 천천히 10회 반복한다.

CHAPTER 4

목, 어깨
(Neck, Shoulders)

목, 어깨 통증은 유발점으로부터 다른 장소로 연관통이 발생한다. 두통과 연관된 중요한 두 개 근육이 이곳에 있다. 예를 들어 팔로 내려가는 통증과 저림 증상이 있다면 이 장에서 이를 알아보는데 시간을 내고 싶을 것이다. 만약 돌림근띠(Rotator cuff)에 손상이 생겼다면 당신은 손상 자체에 대한 치료와 더불어 통증유발점 역시 치료하기를 원한다. 비록 목과 어깨에 생기는 통증유발점들은 잘못된 자세나 하루종일 책상에 앉아있는 것과 같은 보다 일상적인 원인에 의한 것들이 많기는 하지만, 교통사고와 같은 외상, 넘어짐, 그리고 직업으로 인해 생기는 손상도 역시 통증유발점의 원인이 될 수 있다. 매일 본인이 치료하면 통증 완화 효과가 오랫동안 지속될 수 있다.

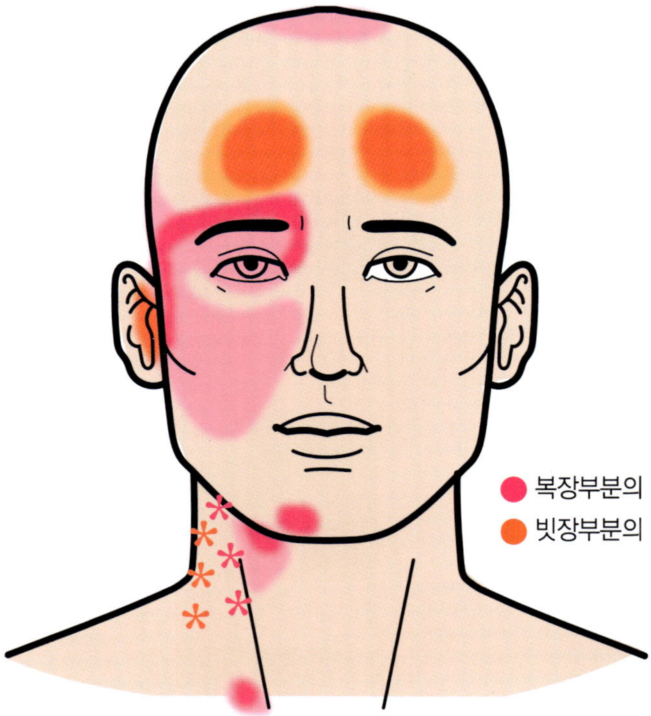

목빗근(Sternocleidomastoid)

통증 부위 : 뒤통수와 정수리, 눈 주위, 복장뼈(Sternum) 위쪽, 이마, 귀, 귀 뒤쪽

동반 증상 : 귀울림, 콧물, 현기증, 눈꺼풀처짐

흔한 원인 : 장기간의 스트레스, 머리를 앞쪽으로 내민 자세 등

방법 1 : 척추치료

- 손가락, Acumasseur 또는 Thumbby를 이용하여 첫째에서 넷째 목뼈를 따라서 위치한 척주옆근육들을 압박한다.
- 척추뼈 양쪽에서 10–90초간 압박을 지속한다.

방법 2 : 신경프로싱

- 더부신경(Accessory nerve)을 프로싱하기 위해 어깨뒤 머리앞 신경프로싱(74쪽)을 시행한다.

방법 3 : 유발점 치료

- 치료 부위 반대쪽 손을 이용하여 몸을 가로질러서 치료 부위 근육의 복장부분(근육이 복장뼈자루에 붙는 부분으로 분홍색으로 표시됨)을 들어 가볍게 꼬집는다.
- 손을 더 내밀어서 근육의 빗장부분(근육이 빗장뼈에 붙는 부위로 오렌지색으로 표시됨)가 닿게하고 같은 조작을 한다(종종 이는 미끄럽기 때문에 저자는 화장지를 사용하기도 한다).
- 이렇게 꼬집는 조작을 각 유발점마다 10-90초간 지속한다. 부드럽게 시행해야 하며 너무 강하게 하면 통증이 더 증가할 수 있다.

방법 4 : 서서히 움직인다.

- 중립으로 앉은 자세 또는 서있는 자세에서 시작한다.
- 최대한 편안하게 머리를 치료하고자 하는 쪽으로 돌려서 근육을 신장시킨다. 머리를 돌리고나서 바로 턱을 당기면서 자신의 뒤위쪽 방향을 바라본 후 다시 중립자세로 돌아온다.
- 반대측에서 동일한 운동을 해서 근육을 수축시킨다.
- 이런 운동을 총 5회 반복한다.

치료가 필요한 다른 근육 : 큰가슴근(Pectoralis major, 114쪽), 작은가슴근(Pectoralis minor, 116쪽), 등세모근(Trapezius, 56쪽), 이 외에 엉덩허리근(Iliopsoas, 140쪽), 넙다리곧은근(Rectus femoris, 138쪽), 넙다리근막긴장근(Tensor fasciae latae, 136쪽) 역시 치료가 필요할 수 있다.

Tip : 목 앞쪽을 마사지 할 때는 조심해야 한다. 박동이 있는 부위를 직접 압박하지 않도록 해야 한다.

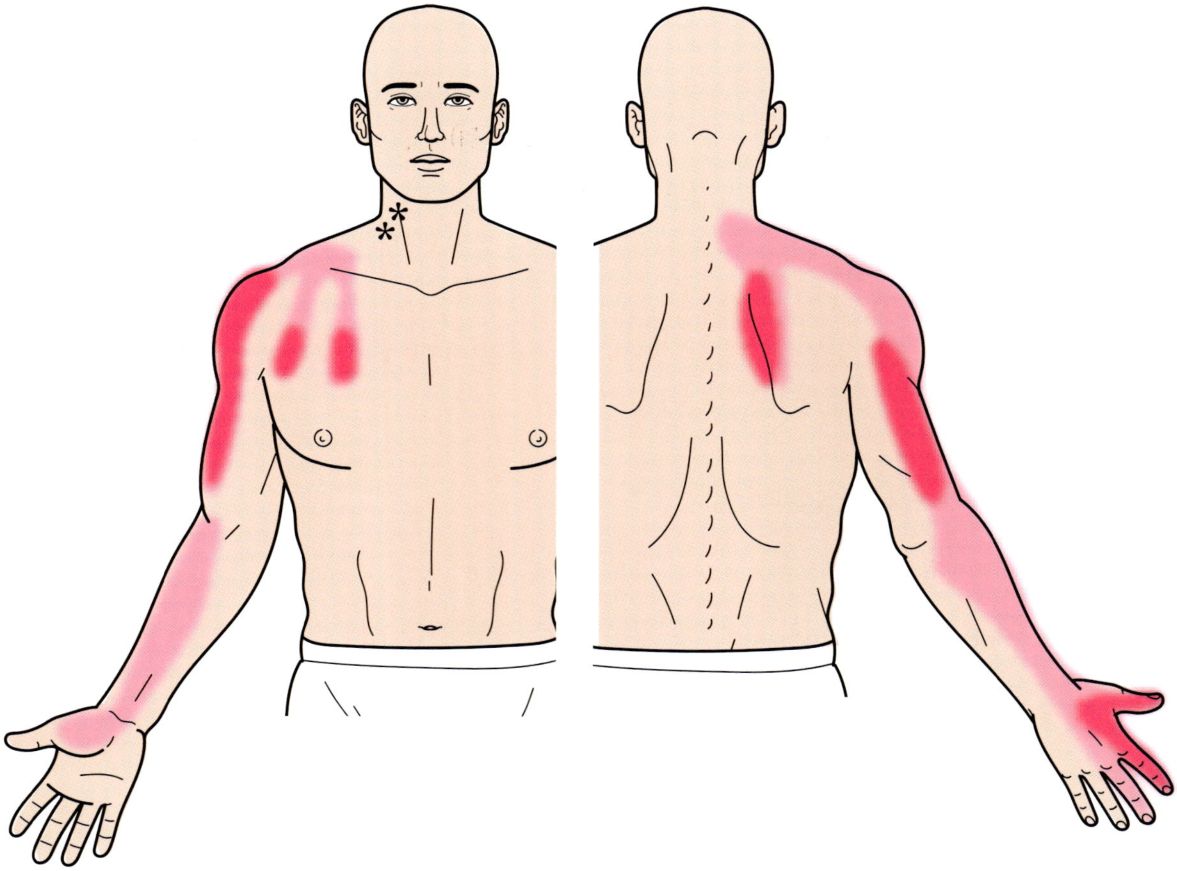

목갈비근 (Scalenes)

통증 부위 : 어깨뼈 사이. 또한 통증이 팔로 내려올 수 있고 정말 심한 경우 가슴부위에 통증이 있을 수 있다.

동반 증상 : 걸으면 손이 부어오름, 감각 무딤. 절임증이 팔쪽으로 내려온다.

흔한 원인 : 채찍질 손상(Whiplash injury), 너무 높은 베개를 베고 옆으로 눕기

방법 1 : 척추치료

- Acumasseur, Thumbby 또는 비슷한 기구를 이용하여 둘째 목뼈에서 일곱째 목뼈 주위의 척주옆근육들을 압박한다.

방법 2 : 신경프로싱

- 머리의 긴장을 풀고 편안하게 반듯한 자세로 앞을 바라보는 중립자세로 서있거나 앉은 자세에서 시작한다.
- 머리를 치료하지 않는 쪽으로 기울이고 귀를 어깨쪽으로 향해 이동한 후 중립자세로 다시 돌아온다.
- 머리를 다른 방향으로 향하게 하고 귀를 치료하는 방향으로 움직인다. 상지 팔꿉 내측이 외측으로 돌아가게 유지하고 반대측으로 이동시킨 후 중립자세로 되돌린다.
- 총 10회 반복한다.

방법 3 : 유발점 치료

- 치료하지 않는 쪽의 손으로 몸을 가로질러 치료하는 쪽 목빗근(Sternocleidomastoid, 50쪽 참조)을 가볍게 잡는다. 그리고 근육 가쪽모서리 뒤로 손가락을 굴려 목갈비근(Scalene)을 촉진한다.
- 각 압통 부위를 10–90초 동안 압박한다. 목 전방 마사지 할 때는 박동이 있는 부위를 직접 압박하지 않도록 조심해야 한다.

방법 4 : 서서히 움직인다.

- 중립자세로 앉거나 서있는 상태에서 시작한다.
- 치료하지 않는 부위 어깨쪽으로 귀가 향하도록 머리를 옆으로 기울여서 근육을 신장시킨 후 중립자세로 되돌아간다.
- 치료하는 부위 어깨쪽으로 귀가 향하도록 머리를 옆으로 기울여서 근육을 수축시킨 후 중립자세로 되돌아간다.
- 총 5회 반복한다.

치료가 필요한 다른 근육 : 등세모근 위부분(Upper trapezius, 56쪽), 큰가슴근(Pectoralis major, 114쪽), 작은가슴근(Pectoralis minor, 116쪽), 엉덩허리근(Iliopsoas, 140쪽), 넙다리곧은근(Rectus femoris, 138쪽), 넙다리근막긴장근(Tensor fasciae latae, 136쪽)도 이곳으로 연관통을 일으킨다.

Tip : 침대 프레임 머리를 3–3½ 인치 올려주면 손 부종을 멈추게 하여 회복기간을 단축시키는데 도움이 된다.

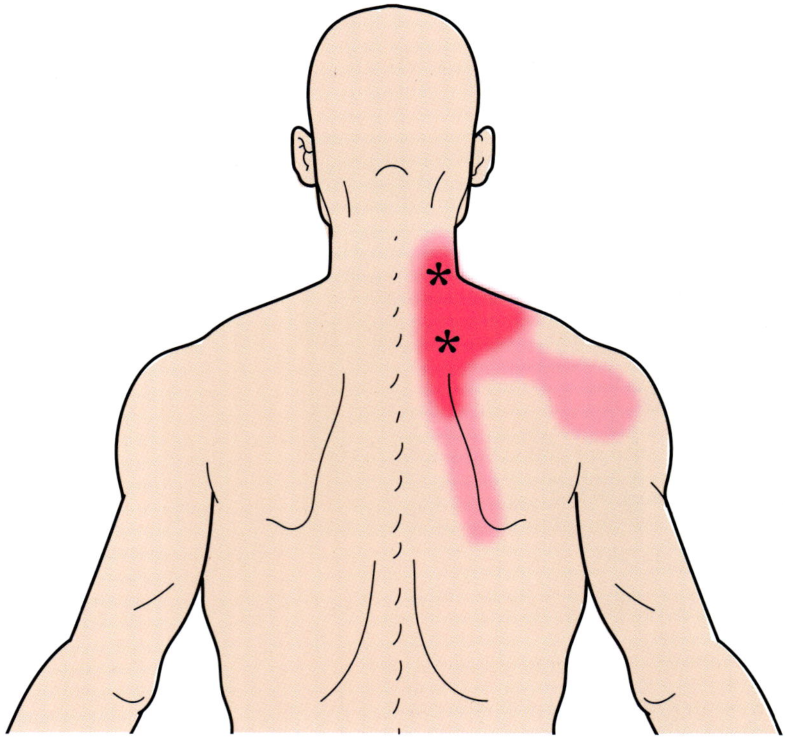

어깨올림근 (Levator Scapulae)

통증 부위 : 어깨뼈 위부분 및 연속되는 뒤목부위

동반 증상 : 목을 치료하는 쪽으로 돌리기가 어렵다.

흔한 원인 : 채찍질손상(Whiplash injury), 스트레스, 운전 중 어깨가 귀를 감싸도록 손을 들어 올린 자세를 지속할 때.

방법 1 : 척추치료

- Acumasseur, Thumbby 또는 비슷한 기구를 이용하여 셋째 목뼈에서 다섯째 목뼈 주위의 척주옆근육들을 압박한다.
- 압박을 10－90초간 지속한다.

방법 2 : 신경프로싱

- Scapular Scooper nerve floss(75쪽)를 시행하여 등쪽어깨신경(Dorsal scapular nerve)을 프로싱한다.

방법 3 : 유발점 치료

- 치료하는 쪽으로 머리를 돌려서 당겨지거나 단단해지는 부위를 찾는다. 이 부위가 목 표지점이 된다.
- 목과 등의 경계부위에서 이 근육을 찾을 수 있지만 그 위를 덮고 있는 등세모근으로 인해 손가락을 이용하여 압통 부위를 찾는 것은 쉽지 않다. 따라서 저자는 Backnobber 또는 Original Worm을 선호한다. 이들 도구를 이용하면 압통 부위를 쉽게 찾을 수 있다.
- 각 압통 부위 마다 10 – 90초간 압박을 지속한다.
- Backknobber 또는 Acumasseur, Thumbby를 해당 척추뼈 옆의 고랑에 대고 어깨올림근의 움직임을 제한하는 작은 근육들에 압박을 가한다.

방법 4 : 서서히 운동한다.

- 머리는 편안하게 바로하고 앞을 바라보는 중립자세로 서 있거나 앉은 자세에서 시작한다.
- 머리를 치료하지 않는 쪽으로 돌려 근육을 신장시킨 후 중립자세로 되돌아간다.
- 머리를 반대쪽으로 돌려서 근육을 수축시킨 후 중립자세로 되돌아간다.
- 총 5회 반복한다.

치료가 필요한 다른 근육 : 목갈비근(Scalenes, 52쪽), 때로는 위팔두갈래근(Biceps brachii, 80쪽)

Tip : 문제가 있는 근육을 확실하게 압박하도록 해야 한다. 어깨뼈 위부분을 근육으로 잘못 생각하고 기구를 이용하여 문질러 주는 사람들을 많이 보았다. 근육은 어느 정도 문질러 주면 말랑말랑해지는데 반해 뼈는 전혀 그렇지 않다.

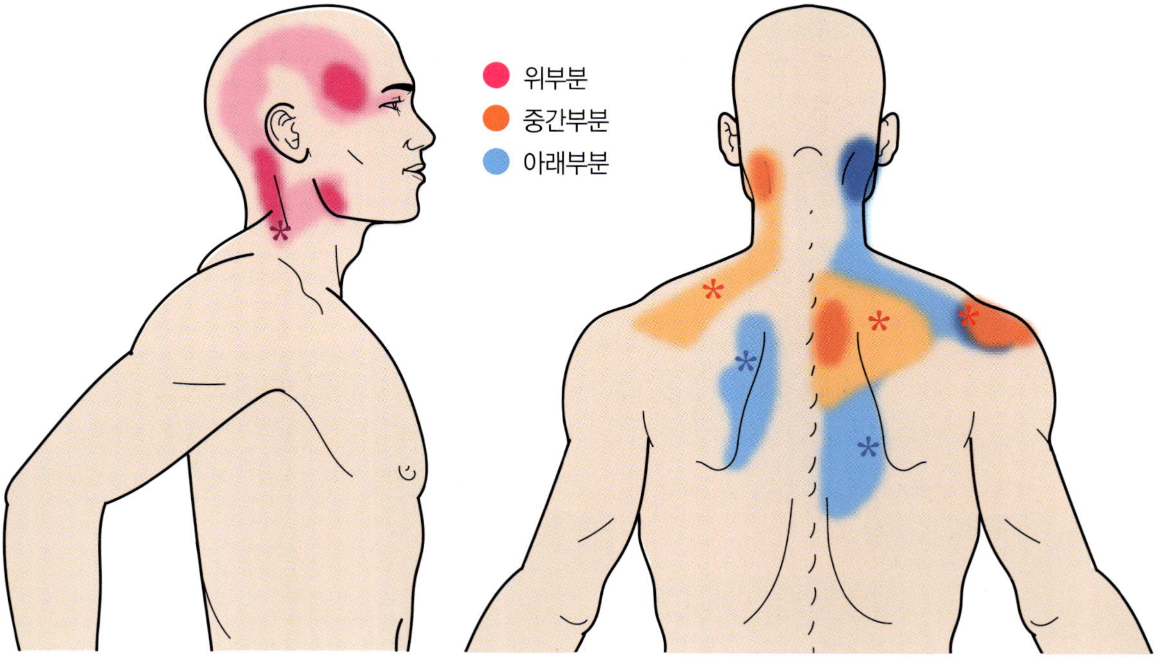

등세모근 (Trapezius)

통증 부위 : 등세모근 위부분(Upper trapezius) 통증유발점은 목 위가쪽과 관자놀이, 그리고 때로는 턱으로 이어지는 낚시바늘이나 물음표 모양의 연관통이 생기게 한다. 등세모근 중간부위(Middle trapezius) 유발점은 척주 주위와 어깨뼈 위부분 근처에서 생기는 통증/절임증의 원인이 된다. 등세모근 아래부분(Inferior trapezius)의 유발점은 어깨뼈 아래부위와 척주 사이 부위, 뒤목 위부위, 그리고 목과 등의 경계에서부터 어깨 끝까지 생기는 연관통의 원인이 된다.

동반 증상 : 턱관절(Temporomandibular joint ; TMJ) 장애, 두통, 어깨를 귀 쪽을 향해 구부린 자세 이상.

흔한 원인 : 차사고, 스트레스

방법 1 : 척추치료

- Big Bend Backnobber, Acumasseur, Thumbby를 이용하여 첫째에서 넷째 목뼈 주위의 척주옆근육들을 가볍게 압박한다.
- 압박을 10–90초간 지속한다.

방법 2 : 신경프로싱

- 뒤쪽으로 어깨 빼기, 앞쪽으로 머리 내밀기(74쪽)를 시행하여 더부신경(Accessory nerve)을 프로싱한다.

방법 3 : 유발점 치료

- 치료하고자 하는 부위 어깨쪽으로 귀가 향하도록 머리를 옆으로 기울인다. 이 때 당겨지는 느낌이 있는 부위가 근섬유가 짧아진 곳이다.
- 등세모근 위부분에 당기는 곳이 있으면 압통부위를 Accumasseur ball로 짓눌러준다. 손가락으로는 빨리 피로감이 나타나므로 이 방법이 이곳에서는 최선의 방법이다. 등세모근 중간 및 아래부위 섬유는 라켓볼 또는 Original worm을 사용하면 효과적이다. Backknobber를 즐겨 사용하는 사람도 많다.
- 각 압통부위 마다 10–90초간 압박을 지속한다.
- 이러한 동작을 총 5회 반복한다.

방법 4 : 서서히 움직인다.

- 이 동작을 쉬지 않고 지속해야 한다(동작 자체가 쉬는 것 이기도 한다). 지시사항이 복잡하게 보이지만 한번 따라서 해보면 금방 익숙해진다.
- 중립자세로 선 자세를 취한다. 몸 앞에서 손과 아래팔을 서로 대고 가볍게 누른다. 이 때 팔꿉을 굽히고, 손가락은 위로 향하게, 엄지손가락이 코 높이에 있도록 한다(기도하는 자세). 이것이 시작하는 자세이다.
- 근육을 신장시키기 위해 손을 위로 서서히 들어올리며 두 손은 서로 맞대고 누르고 있다가 자연스럽게 떨어질 때까지 유지한다.
- 팔은 서서히 그리고 가능한 높게 뻗는다. 가장 높이 뻗은 상태가 되면 손바닥을 앞쪽으로 향하게 돌린다.

- 신장된 근육을 원래대로 돌리기 위해 양손을 서서히 내리고, 팔꿉은 굽혀서 아래를 향하게 한다. 양쪽 팔꿈치를 아래로 내리면서 가볍게 어깨뼈를 몸통에 붙이도록 한다.
- 일단 양쪽 팔꿈치가 완전히 아래로 내려왔으면 시작했던 자세로 되돌아간다.
- 이러한 동작을 총 5회 반복한다.

치료가 필요한 다른 근육 : 가슴근 (Pectorals, 114, 116쪽), 앞톱니근 (Serratus anterior, 122쪽) 그리고 때로 엉덩허리근 (Iliopsoas, 140쪽), 넙다리곧은근 (Rectus femoris, 138쪽), 넙다리근막긴장근 (Tensor fasciae latae, 156쪽)

Tip : 등세모근 위부분 근섬유를 치료하기 위해서는 방법 4. 목갈비근(Scalene) 치료 동작을 시도하는 것이 좋다(52쪽).

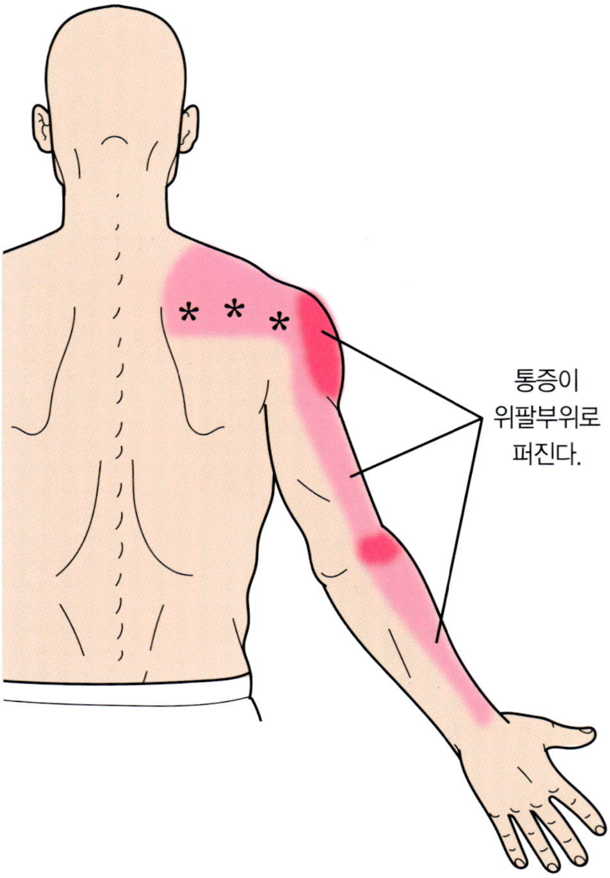

가시위근 (Supraspinatus)

통증 부위 : 이 근육은 어깨뼈 맨 위에 위치하지만 어깨 가쪽 또는 때로는 그보다 아래의 팔에서 팔꿈치까지 생기는 통증의 원인이 된다.

동반 증상 : 어깨에서 달가닥거리는 소리가 난다. 어떤 사람은 칫솔질, 면도, 머리빗기 같은 손을 들어올리는 일상동작이 불편하다.

흔한 원인 : 돌림근띠 (Rotator cuff, 팔을 들어올리는 동작과 관계가 있는 근육과 힘줄 그룹) 파열.

방법 1 : 척추치료

- Big Bend Backnobber, Acumasseur, Thumbby를 이용하여 다섯째 목뼈 주위의 척주옆근육들을 압박한다.

방법 2 : 신경프로싱

- 중립자세로 앉거나 서있는 자세에서 시작한다.
- 숨을 내쉬면서 머리를 치료하지 않는 어깨 방향으로 서서히 기울이고 치료하는 쪽 팔을 위로 뻗는다. 팔을 완전히 뻗은 상태에서 팔꿈치를 굽혀서 손이 머리 뒤로 가도록 한다.
- 머리는 그대로 기울인 자세를 유지하면서 팔을 중립자세로 되돌린다.
- 이러한 동작을 총 10회 반복한다.

방법 3 : 유발점 치료

- 치료하는 쪽 팔을 몸 뒤쪽의 양쪽 어깨뼈 사이에 위치하도록 움직인다. 이 때 어깨뼈보다 위쪽에서 당기거나 조이는 느낌이 있다면 이곳이 목표지점이다.
- 등세모근보다 깊이 있는 가시위근(Supraspinatus)이 압박되도록 잘 눌러준다. 손가락으로도 할 수 있지만 지랫대 효과가 있는 Backknobber를 사용하면 손가락을 보호할 수 있어 이를 강력하게 추천한다
- 각 유발점에 이러한 압박을 10 – 90초 동안 지속한다.

방법 4 : 서서히 움직인다.

- 중립자세로 앉거나 서있는 자세에서 시작한다. 치료하고자 하는 쪽의 팔을 마치 자전거를 타고 가면서 우측으로 가겠다거나 멈춘다는 신호를 보내는 것 처럼 팔꿉을 굽히고 손가락을 편 상태에서 팔을 벌리고 손바닥이 앞쪽을 향하도록 팔을 돌린다(61쪽 그림 참조).
- 팔꿈치를 펴고 손 끝이 위쪽으로 향하게 팔을 올린다. 이때 손바닥은 계속 앞쪽을 향하도록 유지한다. 이 자세로 근육을 신장시킨 후 다시 중립자세로 돌아온다.
- 근육을 수축시키기 위해 팔꿉이 굽혀진 상태로 팔을 내려서 위팔부위는 몸에 붙이고 아래팔부위는 몸통과 직각이 되게 만든다. 손 끝은 가쪽을, 손바닥은 앞쪽을 향하도록 유지한다.
- 이러한 동작을 총 5회 반복한다.

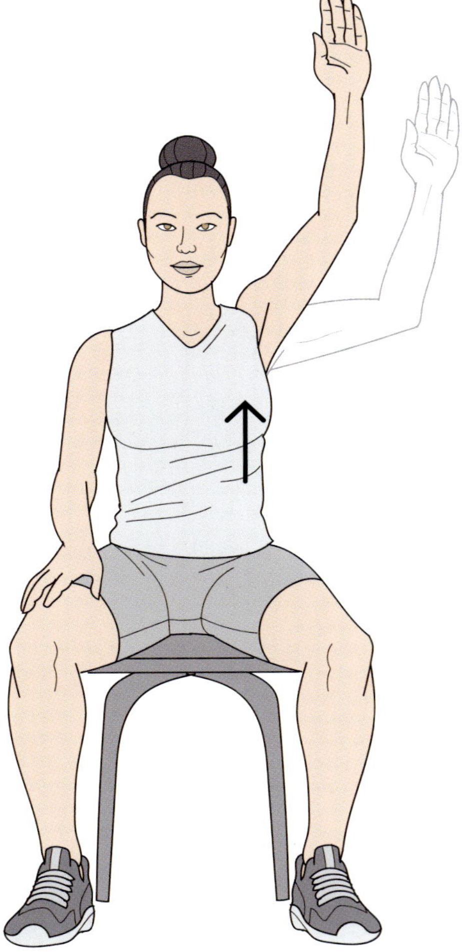

신장(Lengthen)

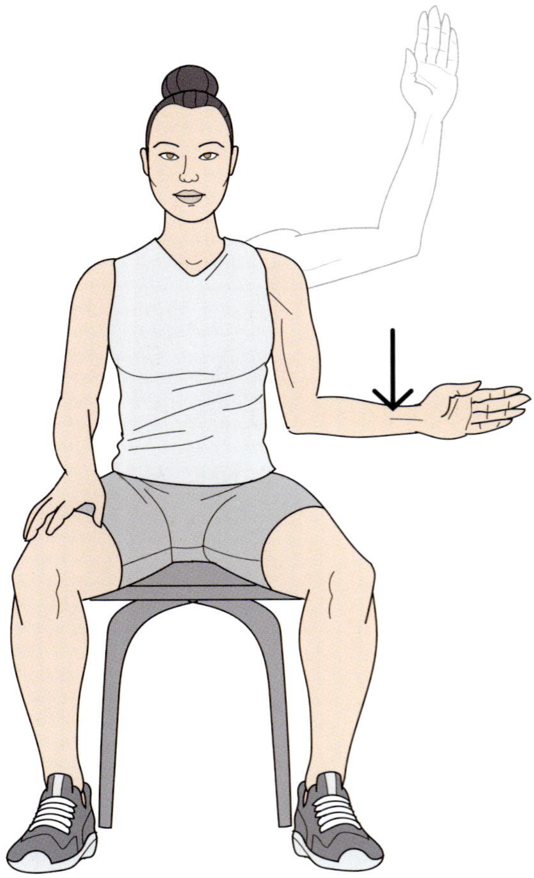

단축(Shorten)

치료가 필요한 다른 근육 : 가시아래근(Infraspinatus, 62쪽)은 종종 가시위근(Supraspinatus)에 관련통을 일으킨다.

Tip: 몸통 옆으로 팔을 벌려 올리는 것이 어려우면 담당의사와 상의해야 한다. 유발점 치료로는 이런 것은 교정할 수 없다.

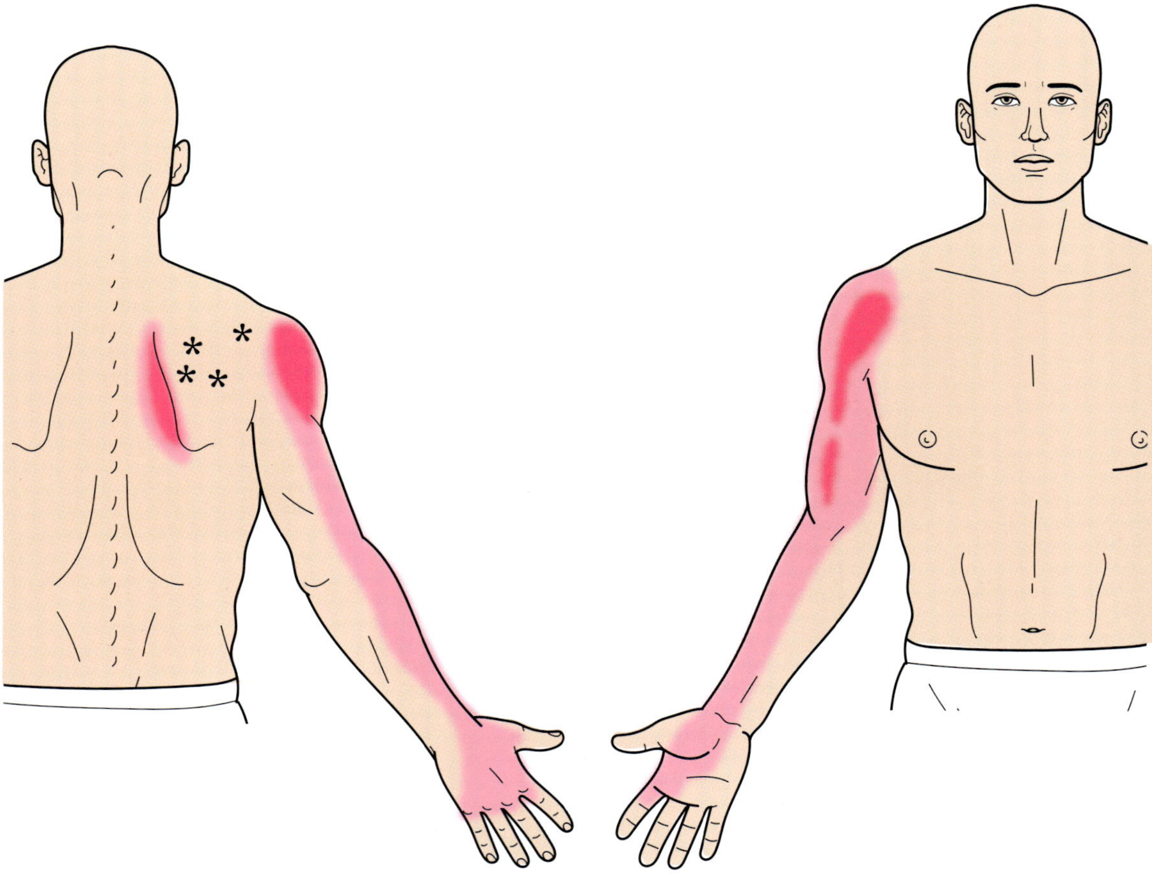

가시아래근(Infraspinatus)

통증 부위 : 어깨뼈 옆의 통증 뿐만 아니라 어깨 앞쪽에서부터 팔(팔꿉은 제외)로 내려가는 심한 통증이 있다.

동반 증상 : 등 뒤, 양쪽 어깨뼈 사이로 손을 위치시키기가 어렵다. 저자는 이 근육에서부터 팔쪽으로 감각 저하, 저림증이 내려가는 경우 역시 많이 봐 왔다.

흔한 원인 : 어깨 탈구 또는 스키 폴대를 쥐고 넘어지거나 넘어지는 것을 막으려고 하는 것과 같이 급격한 과체중이 걸렸을 때

방법 1 : 척추치료

- Big Bend Backnobber, Acumasseur 또는 Thumbby를 이용하여 다섯째와 여섯째 목뼈 바로 옆에 있는 작은 척추옆근육들을 압박한다.

방법 2 : 신경프로싱

- 중립자세로 앉거나 서있는 자세에서 시작한다.
- 숨을 내쉬면서 머리를 치료하지 않는 어깨 방향으로 서서히 기울이고 치료하는 쪽 팔을 위로 뻗는다. 이 동작을 지속하면서 팔꿈치를 굽혀서 손이 머리 뒤로 가도록 한다.
- 머리는 그대로 기울인 자세를 유지하면서 팔을 중립자세로 되돌린다.
- 이러한 동작을 총 10회 반복한다.

방법 3 : 유발점 치료

- 치료하는 쪽 팔을 몸 뒤쪽의 양쪽 어깨뼈 사이에 위치하도록 움직인다. 이때 어깨뼈 뒤쪽에서 당기거나 조이는 느낌이 있다면 이곳이 목표지점이다.
- 어깨뼈 뒤쪽에 있는 이 지점을 볼, Original Worm, Backknobber를 사용하면 압박할 수 있다. 이 지점은 압통이 뚜렷하여 찾기 쉽다.
- 각 유발점에 이러한 압박을 10 - 90초 동안 지속한다.

방법 4 : 서서히 움직인다.

- 이 동작을 위한 지시사항이 처음에는 복잡하게 생각되지만 일단 따라서 하면 쉽게 요점을 알게 된다.
- 중립자세로 앉거나 서있는 자세에서 시작한다.
- 치료하고자 하는 쪽 반대방향으로 머리를 돌리고 치료하는 쪽 팔을 머리 뒤쪽으로 휘감아 손가락이 입구석이나 그 근처에 닿도록 하여 근육을 신장시킨다. 그 후 다시 중립자세로 되돌아온다.
- 근육을 수축시키기 위해 치료하는 쪽 팔을 등 뒤로 움직여서 손을 양쪽 어깨뼈 사이에 위치시킨다. 손등은 등에 대서 편평하게 만들고 손바닥은 바깥쪽을 향하게 유지한다. 이후 중립자세로 되돌린다.
- 이러한 동작을 총 5회 반복한다.

치료가 필요한 다른 근육 : 가시위근 (Supraspinatus, 59쪽)은 때로는 가시아래근 (Infraspinatus)에 관련통을 일으킨다.

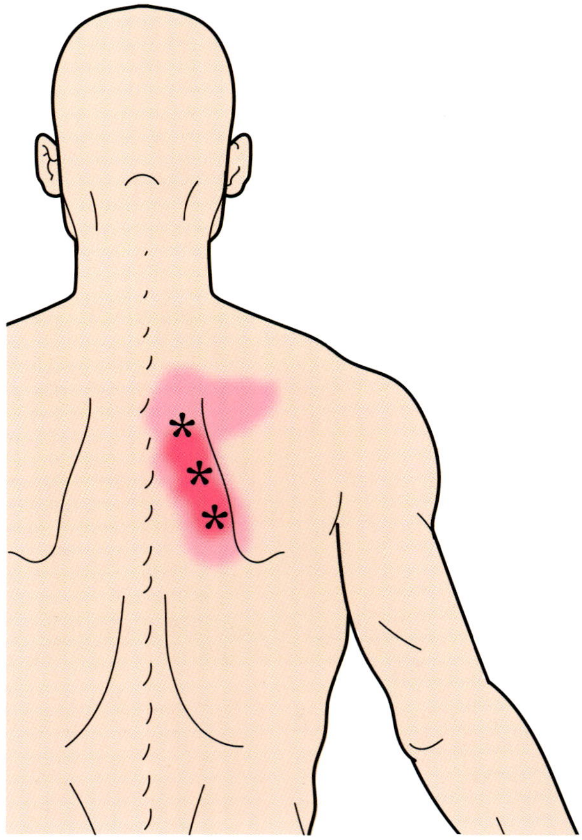

마름근 (Rhomboids)

통증 부위 : 어깨뼈 안쪽을 따라 통증 형성

동반 증상 : 머리가 지나치게 앞으로 나옴(거북목), 둥근어깨 (Round shoulder)

흔한 원인 : 손상되기 쉬운 기관을 보호하기 위해 어깨가 본능적으로 앞으로 밀려나오게 된다. 근육 자체를 치료하는 것보다 스트레스 처리가 더 효과적인 경우가 흔하다.

방법 1 : 척추치료

- Big Bend Backnobber, Acumasseur 또는 Thumbby를 이용하여 다섯째와 여섯째 목뼈 바로 옆에 위치한 척주옆근육들을 압박한다.

방법 2 : 신경프로싱

- Scapular Scooper nerve floss 방법을 이용하여 등쪽어깨신경 (Dorsal scapular nerve)을 프로싱한다(75쪽).

방법 3 : 유발점 치료

- 양쪽 어깨뼈 사이 또는 인접부위를 압박한다. 테니스볼, Original Worm, Big Band Backknobber를 사용하여 압박할 수 있다.
- 각 압박통이 있는 지점에 이러한 압박을 10－90초 동안 지속한다.

방법 4 : 서서히 움직인다.

- 휴식없이 움직인다(움직임 자체가 휴식을 만들 것이다). 지시사항이 복잡하게 생각될 수 있지만 한번 시작하면 쉽게 알 수 있다.
- 중립자세로 기립한 자세를 취한다. 몸 앞에서 손과 아래팔을 서로 대고 가볍게 누른다. 이 때 팔꿉을 굽히고, 손가락은 위로 향하게, 엄지손가락이 코 높이에 있도록 한다. 이것이 시작하는 자세이다.
- 근육을 신장시키기 위해 손을 위로 서서히 들어올리며 두 손은 서로 맞대고 누르며 있다가 자연스럽게 떨어질 때까지 유지한다.
- 팔은 서서히 그리고 가능한 높게 뻗는다. 가장 높이 뻗은 상태가 되면 손바닥을 앞쪽으로 향하게 돌린다.
- 신장된 근육을 원래대로 돌리기 위해 양손을 서서히 내리고, 팔꿉은 굽혀서 아래를 향하게 한다. 양쪽 팔꿈치를 아래로 내리면서 가볍게 어깨뼈를 몸통에 붙이도록 한다.
- 일단 양쪽 팔꿈치가 완전히 아래로 내려왔으면 시작했던 자세로 되돌아간다.
- 이러한 동작을 총 5회 반복한다.

치료가 필요한 다른 근육 : 어깨올림근(Levator scapulae, 54쪽), 때로는 큰가슴근(Pectoralis major, 114쪽), 작은가슴근(Pectoralis minor, 116쪽) 또는 앞톱니근(Serratus anterior, 122쪽)

Tip: 이 근육은 견인에 의해 자극받기 쉬우므로 호흡훈련(22쪽) 법을 사용하고 Fidget, Wiggle, Squirm 지시사항(23쪽)을 실행하는 것에 집중하는 것이 좋다.

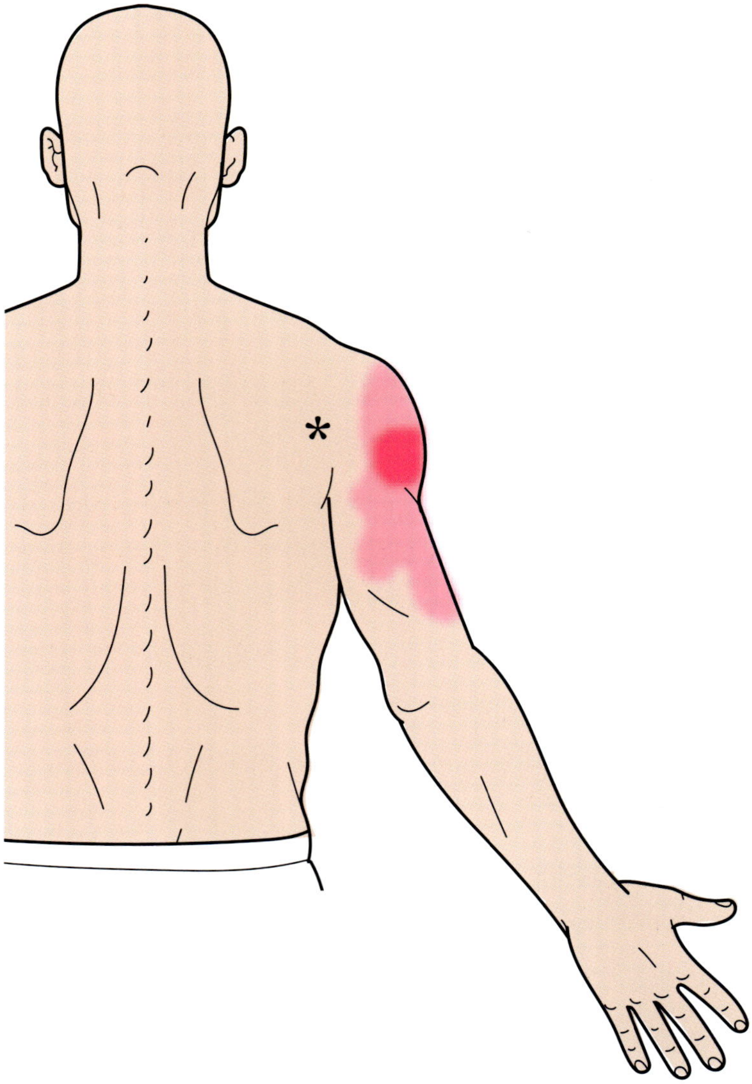

작은원근(Teres Minor)

통증 부위 : 어깨 뒤쪽 깊은 곳

동반 증상 : 어깨 앞쪽에서의 근육통

흔한 원인 : 어깨 외상

방법 1 : 척추치료

- Big Bend Backnobber, Acumasseur 또는 Thumbby를 이용하여 다섯째와 여섯째 목뼈 바로 옆 척주옆근육들을 압박한다.

방법 2 : 신경프로싱

- 중립자세로 앉거나 서있는 자세에서 시작한다.
- 숨을 내쉬면서 치료하는 쪽 손을 서서히 머리 위로 올리면서 숨을 내쉰다. 동시에 머리는 같은쪽을 향하여 기울인다. 중립자세로 돌아온다.
- 이러한 동작을 총 10회 반복한다.

방법 3 : 유발점 치료

- 치료하는 쪽으로 옆으로 눕는다. 치료하고자 하는 팔을 머리 위로 반듯이 들어 올리고(옆으로 누운 자세로) 테니스공을 굴려 테니스공이 어깨뼈 꼭대기에 위치하도록 한다. 이와 같은 것은 Original Worm을 사용하여 벽에 대고서도 할 수 있다.
- 각 유발점에 이러한 압박을 10 – 90초 동안 지속한다.

방법 4 : 서서히 움직인다.

- 이 근육은 가시위근(Supraspinatus) 치료에 필요한 동작에 대한 설명 그림이 있는 61쪽을 참조한다.
- 중립자세로 앉거나 서있는 자세에서 시작한다. 치료하고자 하는 쪽의 팔을 마치 자전거를 타고 가면서 우측으로 가겠다거나 멈춘다는 신호를 보내는 것처럼 팔꿈치를 굽히고 손가락을 편 상태에서 팔을 벌리고 손바닥이 앞쪽을 향하도록 팔을 돌린다.
- 팔꿈치를 펴고 손 끝이 위쪽으로 향하게 팔을 올린다. 이때 손바닥은 계속 앞쪽을 향하도록 유지한다. 이 자세로 근육을 신장시킨 후 다시 중립자세로 되돌아간다.
- 근육을 수축시키기 위해 팔꿉이 굽혀진 상태로 팔을 내려서 위팔부위는 몸에 붙이고 아래팔부위는 몸통과 직각이 되게 만든다. 손 끝은 가쪽을, 손바닥은 앞쪽을 향하도록 유지한다.
- 이러한 동작을 총 5회 반복한다.

치료가 필요한 다른 근육 : 가시아래근(Infraspinatus, 62쪽)은 종종 이곳으로 관련통을 일으킨다.

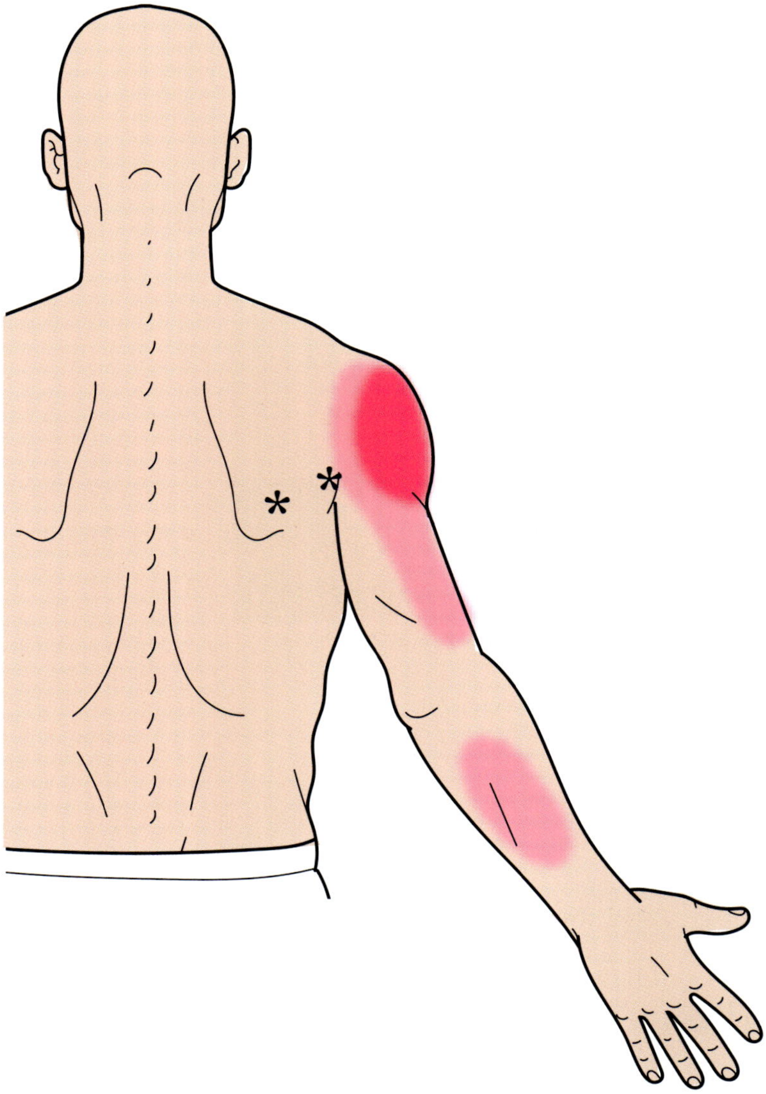

큰원근 (Teres Major)

통증 부위 : 어깨 뒤쪽, 위팔과 아래팔 뒤부위(Travell은 이것을 “stupid little muscle”이라 부르기도 했다).

동반 증상 : 머리 위로 팔을 들어올리기가 힘들다.

흔한 원인 : 넘어지는 것을 막으려고 할 때와 같은 근육 외상이나 긴장

방법 1 : 척추치료

- Big Bend Backnobber, Acumasseur 또는 Thumbby를 이용하여 다섯째와 여섯째 목뼈 바로 옆에 위치한 척주옆근육들을 압박한다.

방법 2 : 신경프로싱

- 중립자세로 앉거나 서있는 자세에서 시작한다.
- 숨을 내쉬면서 치료하는 쪽 손을 서서히 머리 위로 올리면서 숨을 내쉰다. 동시에 머리는 같은쪽을 향하여 기울인다. 중립자세로 돌아온다.
- 이러한 동작을 총 10회 반복한다.

방법 3 : 유발점 치료

- 엄지손가락을 세우고 팔꿉은 반듯이 편 상태로 팔을 들어 머리 뒤로 보낸다. 팔이 완전히 들어올려졌다면 곧게 편 팔꿉은 귀 뒤에 놓여 있어야 한다. 단단하거나 당기는 느낌이 있는 곳이 유발점으로 이러한 운동을 제한 할 것이다.
- 치료하지 않는 쪽 손으로 몸을 가로질러 유발점을 쥐어짠다. 저자는 Original Worm으로 이곳으로 기울이거나 Acumnasseur로 쥐어짜는 방법을 선호한다. 바닥에 있는 볼 위에 유발점을 대고 압박하는 방법도 있다.
- 각 유발점에 이러한 압박을 10－90초 동안 지속한다.

방법 4 : 서서히 움직인다.

- 이 운동은 가시위근(Supraspinatus) 치료에 필요한 동작에 대한 설명 그림이 있는 61쪽을 참조한다.
- 중립자세로 앉거나 서있는 자세에서 시작한다. 치료하고자 하는 쪽의 팔을 마치 자전거를 타고 가면서 우측으로 가겠다거나 멈춘다는 신호를 보내는 것처럼 팔꿈치를 굽히고 손가락을 편 상태에서 팔을 벌리고 손바닥이 앞쪽을 향하도록 팔을 돌린다.
- 팔꿈치를 펴고 손 끝이 위쪽으로 향하게 팔을 올린다. 이때 손바닥은 계속 앞쪽을 향하도록 유지한다. 이 자세로 근육을 신장시킨 후 다시 중립자세로 되돌아간다.
- 근육을 수축시키기 위해 팔꿉이 굽혀진 상태로 팔을 내려서 위팔부위는 몸에 붙이고 아래팔부위는 몸통과 직각이 되게 만든다. 손 끝은 가쪽을, 손바닥은 앞쪽을 향하도록 유지한다.
- 이러한 동작을 총 5회 반복한다.

치료가 필요한 다른 근육 : 종종 넓은등근(Latissimus dorsi, 119쪽)에서 이곳으로 관련통을 일으킨다.

어깨밑근 (Subscapularis)

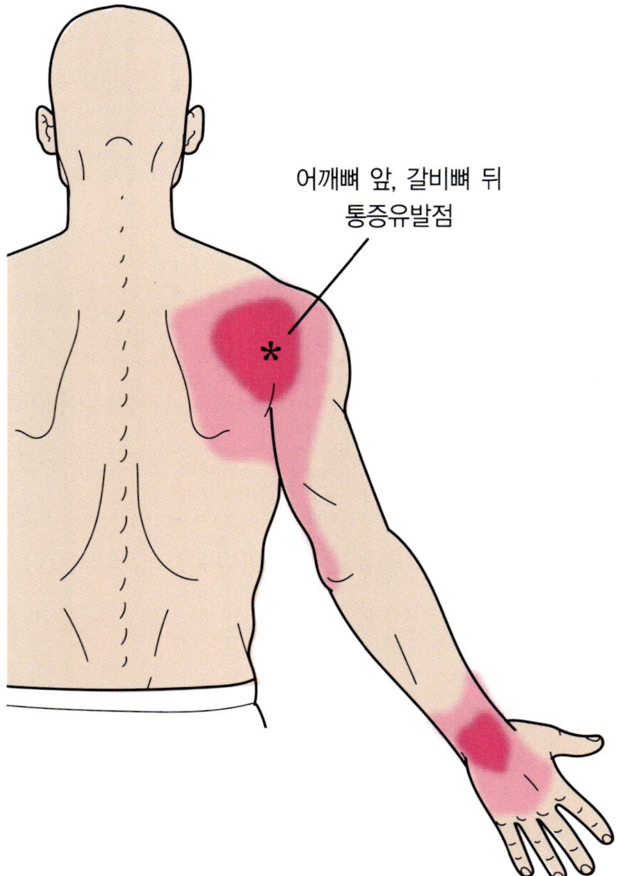

통증 부위 : 어깨뼈 뒤부위, 시계줄이 놓인 위치와 비슷한 손목의 작은 구역

동반 증상 : 손을 머리 뒤로 보내기가 어렵고 어깨운동이 심하게 제한된다(오십견 ; Frozen shoulder).

흔한 원인 : 어린아이를 손으로 들어 흔들기, 야구공 던지기, 수영과 같은 동작으로 어깨에 부담이 되는 경우

방법 1 : 척추치료

- Big Bend Backnobber, Acumasseur 또는 Thumbby를 이용하여 다섯째와 여섯째 목뼈 바로 옆에 위치한 척주옆근육들을 압박한다.

방법 2 : 신경프로싱

- 중립자세로 앉거나 서있는 자세에서 시작한다.
- 치료하는 쪽 팔의 주먹을 느슨하게 쥔다. 팔꿉을 굽히고 팔을 어깨 높이까지 들어올려 팔이 지면과 평행하여 L-모양을 이루도록 한다. 이 때 손허리손가락관절(Metacarpophalangeal joint)은 주먹을 한방 날리는 것처럼 앞쪽을 향하도록 한다.
- 숨을 내쉬면서 치료하는 쪽 팔꿈치와 어깨뼈를 뒤쪽으로 당긴다. 동시에 머리를 치료하는 쪽 어깨를 향하여 기울인다.
- 이러한 동작을 총 10회 반복한다.

방법 3 : 유발점 치료

- 중립자세로 앉은 자세에서 몸을 앞으로 구부려서 문제가 없는 쪽 손을 바닥으로 늘어뜨린다.
- 치료하고자 하는 쪽의 팔꿈치를 무릎에 대고 반대쪽 손은 손바닥을 편 상태로 겨드랑에 위치시킨다.
- 체중을 이용하여 유발점을 압박한다. 각 유발점에 이러한 압박을 10–90초 동안 지속한다.

방법 4 : 서서히 움직인다.

- 지시사항이 복잡하게 생각될 수 있지만 한번 시작하면 쉽게 알 수 있다.
- 중립자세로 앉거나 서있는 자세에서 시작한다.
- 치료하고자 하는 쪽 팔을 등 뒤로 보내고 손을 양쪽 어깨뼈 사이로 위치시켜 근육을 신장시킨다. 손등은 등에 맞대서 반듯하게 하고 손바닥은 바깥쪽을 향하도록 한다. 중립자세로 되돌아온다.
- 치료하고자 하는 쪽 반대방향으로 머리를 돌리고 치료하는 쪽 팔을 머리 뒤쪽으로 휘감아 손가락이 입꼬리나 그 근처에 닿도록 하여 근육을 수축시킨다. 그 후 다시 중립자세로 되돌아온다.
- 이러한 동작을 총 5회 반복한다.

치료가 필요한 다른 근육 : 큰가슴근(Pectoralis major, 114쪽), 큰원근(Teres major, 68쪽), 넓은등근(Latissimus dorsi, 119쪽), 어깨세모근(Deltoid, 78쪽), 위팔세갈래근(Triceps brachii, 84쪽)

Tip : 감각이 둔하거나 절임증을 느낄 때는 신경이 눌리고 있을 수 있으므로 자세를 바꿔주는 것이 좋다.

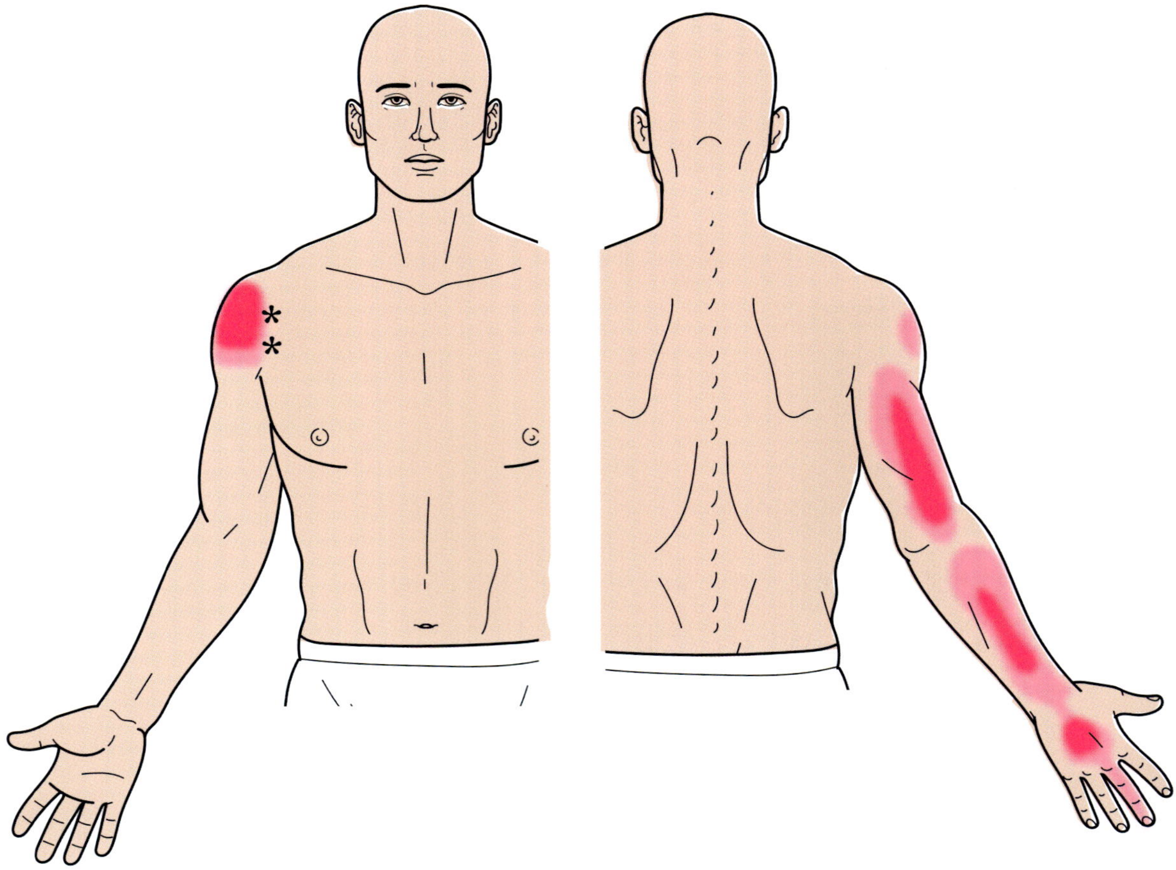

부리위팔근 (Coracobrachialis)

통증 부위 : 어깨 앞쪽과 팔 뒤쪽을 따라 내려와서 손등까지

동반 증상 : 어깨 운동성 감소, 머리를 빗는 것과 같이 팔을 들어올리는 동작을 할 때 통증이 있다.

흔한 원인 : 무거운 물건을 들어올려서 몸 앞으로 팔을 내미는 동작

방법 1 : 척추치료

- Big Bend Backnobber, Acumasseur 또는 Thumbby를 이용하여 다섯째와 여섯째 목뼈 바로 옆에 위치한 척주옆근육들을 압박한다.

방법 2 : 신경프로싱

- 중립자세에서 치료하고자 하는 쪽 팔을 몸 옆에 늘어뜨리고 손바닥은 몸을 향하게 한 중립자세로 앉거나 서있는 자세로 시작한다.

- 치료하고자 하는 팔을 몸 옆에 붙이고 서서히 손바닥을 몸에서부터 멀리 떨어지도록 돌린다. 그와 동시에 머리는 같은쪽 어깨를 향하여 기울인다. 동작을 하면서 숨을 내쉰다.
- 중립자세로 되돌린다.
- 이러한 동작을 총 10회 반복한다.

방법 3 : 유발점 치료

- 거울을 마주보고 서 있는다. 치료하는 쪽 팔을 머리 뒤로 감싸서 손가락이 반대쪽에서 보이게 한다. 손가락이 입꼬리 근처까지 도달하게 뻗는다. 교대로 치료하는 쪽 팔을 등 뒤로 감싸서 손가락이 반대쪽에서 보이게 한다. 어느 방법으로 하든 당기는 느낌이 있는 곳이 유발점이다.
- 손가락을 구부려서 어깨세모근(Deltoid, 어깨 위쪽을 덮고 있는 근육 중 제일 큰 근육) 앞쪽과 큰가슴근 아래쪽에 위치시킨다.
- 당기는 느낌이 있었던 세모근부위를 향해 대각선 방향으로 압박하여 어깨 앞쪽에 유발점이 있는지 알아본다.
- 각 유발점에 이러한 압박을 10–90초 동안 지속한다.

방법 4 : 서서히 움직인다.

- 중립자세로 앉거나 서있는 자세에서 양팔은 옆으로 늘어뜨린 상태로 시작한다.
- 근육을 신장시키기 위해 치료하고자 하는 쪽 팔을 쭉 편 상태를 유지하며 등 뒤쪽으로 보낸다(최저지점에서 머리 위로 들어올리지 않도록 한다). 중립자세로 되돌아온다.
- 근육을 수축시키기 위해 치료하고자 하는 쪽 팔을 몸 앞에서 서서히 들어올려 반대방향으로 내밀어 팔이 약간 대각선 모양으로 놓이도록 한다(그래서 오른팔을 들어올리면 앞왼쪽으로 내밀어져야 한다). 중립자세로 되돌아온다.
- 이러한 동작을 총 5회 반복한다.

치료가 필요한 다른 근육 : 어깨세모근(Deltoid, 78쪽), 큰가슴근(Pectoralis major, 114쪽) 그리고 이따금 위팔세갈래근(Triceps, 84쪽)

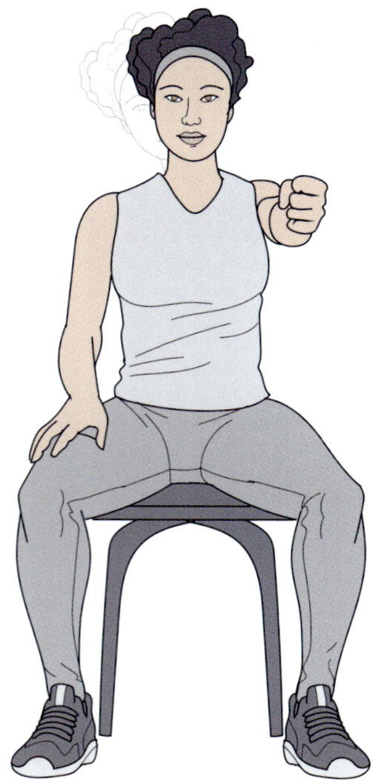

신경프로싱(Nerve Floss: 어깨 뒤, 머리 앞)

이 동작은 등세모근(Trapezius, 56쪽)과 목빗근(Sternocleidomastoideus, 50쪽)을 지배하는 더부신경(Accessory nerve)을 프로싱한다. 목과 머리에 통증이 있을 때 시행하면 좋다.

지시 사항

- 중립자세로 앉거나 서있는 자세로 시작한다. 머리는 편안하게 똑바로 세우고 앞을 바라본다.
- 치료하는 쪽의 손을 가볍게 주먹을 쥐고 엄지를 위로 한다. 어깨를 편안하게 하고 팔을 앞으로 반듯이 펴고 주먹 아래 부위가 바닥과 평행하게 한다.
- 치료하는 쪽의 어깨를 뒤로 당기고 머리는 앞으로 내민다. 목을 반듯이 유지하고 숨을 내쉬면서 머리를 앞으로 이동한 후 반대쪽으로 서서히 부드럽게 움직인다.
- 총 10회 반복한다.

Tip: 두 가지 운동을 같이 하기 전에 각 동작을 별도로 나눠서 연습한 후 시행하면 도움이 된다.

신경프로싱(Nerve Floss: Scapula Scooper)

이 동작은 목에서 마름근(Rhomboids, 64쪽)과 어깨올림근(Levator scapula, 54쪽)을 지배하는 등쪽어깨신경(Dorsal scapular nerve)을 프로싱한다. 아래쪽 목 부위와 위쪽 등 부위에 통증이 있을 때 시행하면 도움이 된다.

지시 사항

- 등을 바닥에 대고 편안하게 중립자세로 누워 있는 상태에서 시작한다(연습하고 익숙해지면 중립자세로 서 있거나 앉은 자세에서도 할 수 있지만 누워서 하는 것이 제일 편하다).
- 숨을 내쉬면서 치료하고자 하는 쪽 어깨뼈 아래쪽 끝을 위안쪽 방향으로 마치 어깨를 코에 닿도록 하려고 하는 것처럼 어깨 윗면을 오목하게 만든다.
- 동시에 머리를 치료하고자 하는 쪽으로 기울여서 귀가 어깨 쪽으로 서서히 내려가게 한다.
- 이러한 운동을 10회 반복한다.

Tip: 두 가지 운동을 같이 하기 전에 각 동작을 별도로 나눠서 연습하고 시행하면 도움이 된다.

CHAPTER 5

팔, 손

(Arms, Hands)

통증유발점은 팔과 손에서 많은 문제점을 일으킬 수 있고, 흔히 당신이 가지고 있을지도 모르는 다른 질병 진단의 일부분이 될 수 있다. 자신의 팔에 이러한 통증유발점 치료를 적용하는 것을 배우면 테니스엘보, 손목터널증후군, 그리고 심지어 관절염과 같은 질환과 관계 있는 통증을 줄이는데 매우 큰 도움이 될 것이다. 근육을 지배하는 신경들을 잘 관리하면 치료 결과가 실제로 매우 달라질 수 있다. 아래쪽 목신경들은 팔 전체에 분포한다. 따라서 각 세션 초반에 다루었던 척주옆근육들의 치료가 이 챕터에서 나오는 모든 근육들를 위해 중요할 것이다.

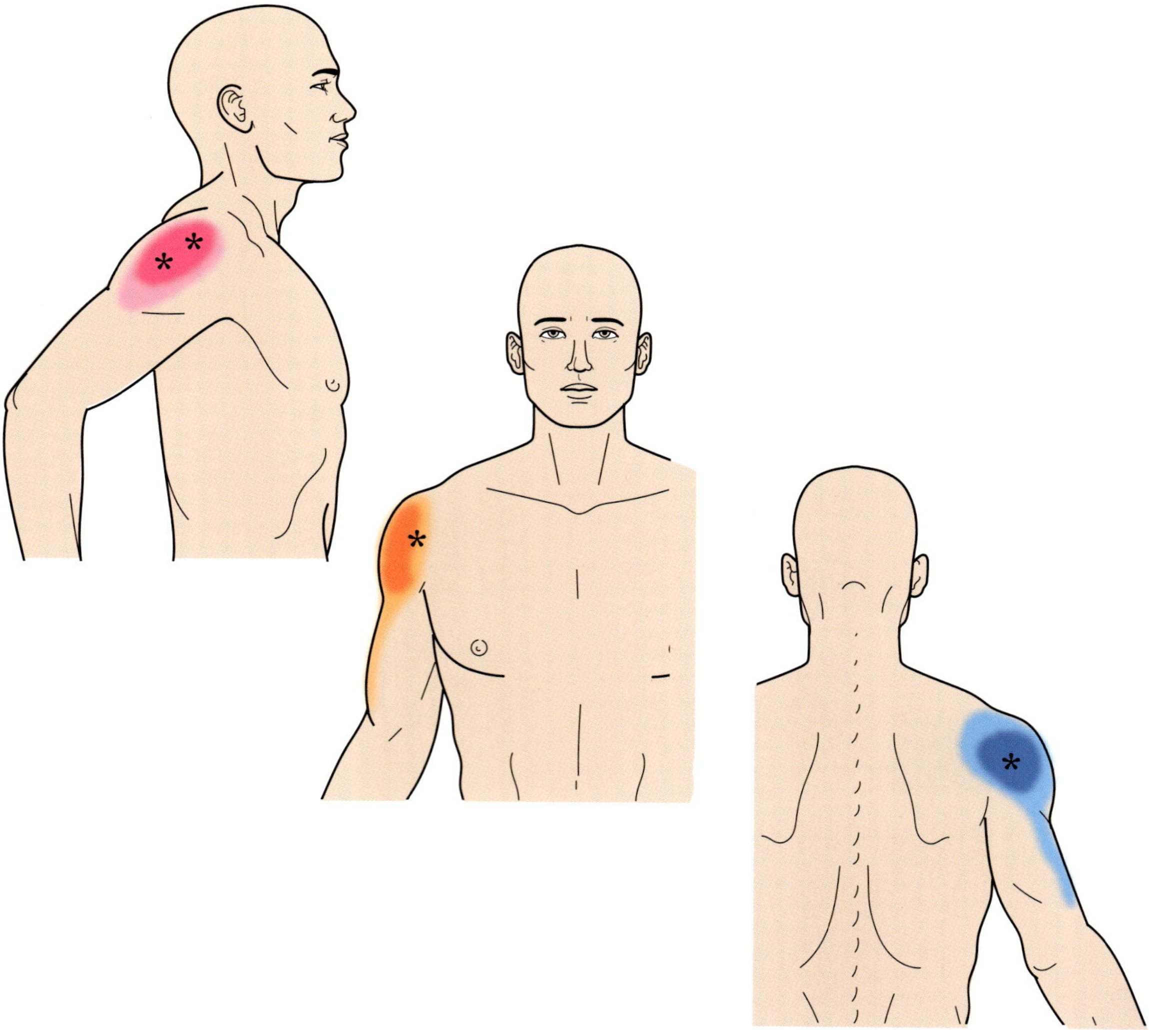

어깨세모근(Deltoid)

통증 부위 : 어깨 부위, 앞쪽에서 더 자주 통증 발생

경험할 때 : 통증은 식사나 양치와 같은 일상적인 활동에서 팔을 들었을 때 나타난다. 보통 어깨 앞쪽이 꽉 조여지기 때문에 양쪽 어깨뼈 사이로 손을 위치시키기가 어렵다.

통증 원인 : 넘어지거나 소총의 반동 같은 외상이나 염좌(사냥철에 환자들이 의사를 찾기도 한다).

방법 1 : 척추치료

- Big Band Backnobber, Acumasseur, Thumbby 등을 이용하여 다섯째와 여섯째 목뼈 바로 옆 척주옆근육들에 압박을 가한다.

방법 2 : 신경프로싱

- 천천히 양쪽 어깨를 아래로 누르고 동시에 몸의 중앙을 향하여 말아주는 것을 통해 겨드랑신경 (Axillary nerve)을 프로싱한다.
- 총 10회를 반복한다.

방법 3 : 유발점 치료

- 유발점을 찾으려면, 어깨의 바로 아래 앞과 뒤쪽을 찾아 보아야 한다. 어깨 가쪽에 통증이 있는 경우 유발점은 보통 위팔의 바깥쪽에 위치하는 경우가 많다.
- 테니스공이나 오리지날웜 (Original worm)을 이용하여 압력을 준다.
- 유발점마다 10 – 90초 정도 압력을 주면 된다.

방법 4 : 서서히 움직인다.

- 팔의 긴장을 풀고 중립으로 앉은 자세 또는 서있는 자세에서 시작한다.
- 손바닥을 앞으로 펴서 근육을 늘리고 팔꿈치를 곧게 한뒤 팔을 뒤로 한다. 몸 앞으로 돌아온다.
- 팔꿈치를 굽히고 손바닥을 열고 같은 어깨로 팔을 들어 근육을 단축시킨다. 몸 앞으로 돌아온다.
- 이런 운동을 총 5회 반복한다.

치료가 필요한 다른 근육 : 가시아래근 (Infraspinatus, 62쪽), 위팔근 (Brachialis, 82쪽) 역시 이곳 통증과 연관될 수 있다.

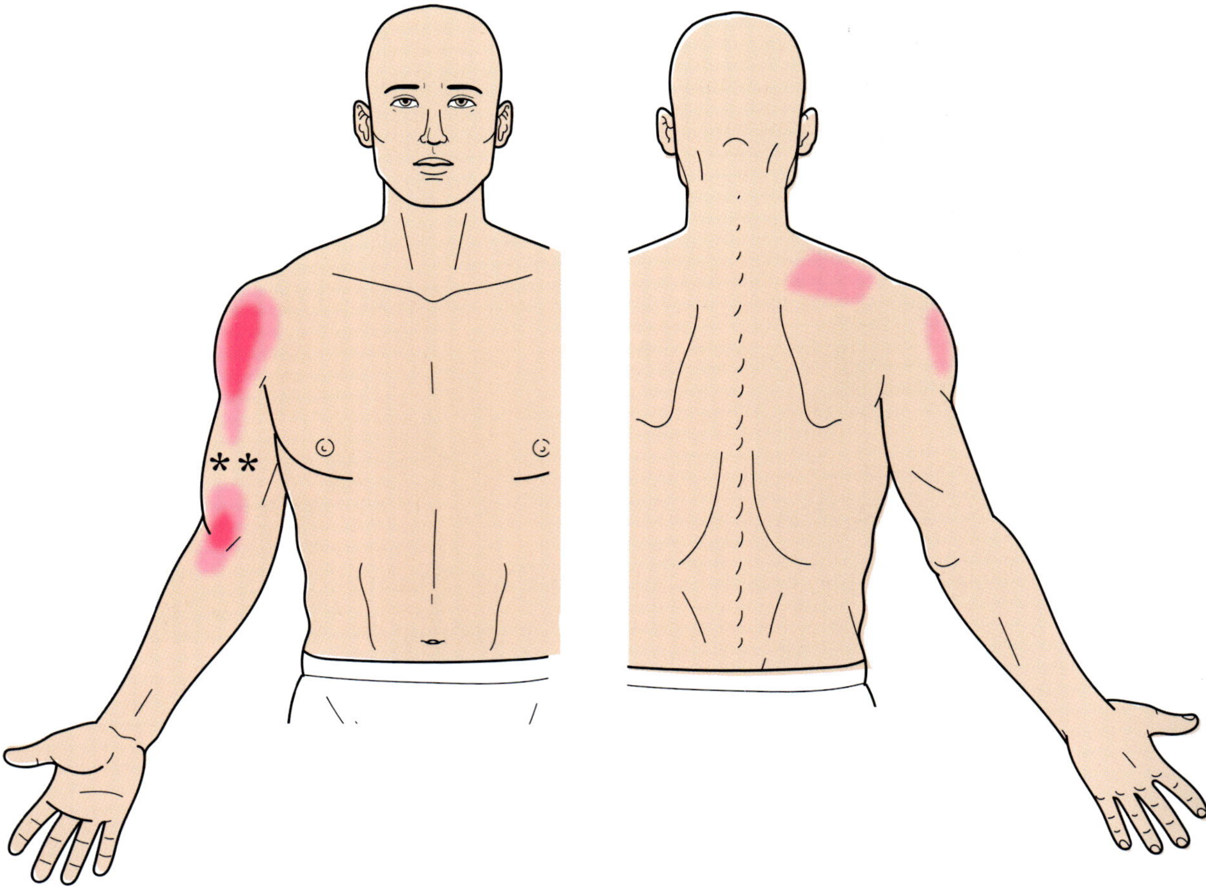

위팔두갈래근 (Biceps brachii)

통증 부위 : 팔꿈치의 앞면과 어깨의 표피부분

동반 증상 : 목을 옆으로 굽히는게 힘들고 팔의 약화

흔한 원인 : 무거운 물건을 들 때

방법 1 : 척추치료

- Acumasseur, Thumbby, Big Bend Backnobber 또는 비슷한 기구를 이용하여 다섯째와 여섯째 목뼈 바로 옆에 위치한 척주옆근육들을 압박한다.

방법 2 : 신경프로싱

- 양팔을 옆에 놓고 중립으로 앉은 자세 또는 서있는 자세에서 시작한다.
- 같은쪽 어깨로 귀를 가져다 대는 동시에 손바닥을 몸으로부터 멀어지게 천천히 돌린다. 숨을 내쉬면서 동작을 한다.
- 총 10회 반복한다.

방법 3 : 유발점 치료

- 유발점을 찾기 위해서, 엄지를 아래로 하여 문틀을 멀어지게 누르고 있으면 위팔두갈래근의 뻑뻑함을 인지한다.
- 팔꿈치와 어깨의 삼분의 일 지점인 팔의 앞쪽에서 압통점을 느낀다.
- Thumbby를 이용하여 유발점을 10-90초정도 누른다.

방법 4 : 서서히 움직인다.

- 팔을 편안하게 놔둔 상태에서 중립자세로 앉거나 서있는 상태에서 시작한다.
- 팔꿈치를 곧게 편 채로 손바닥을 앞으로 내밀고 팔을 뒤로 움직여 근육을 신장시킨다. 중립자세로 돌아온다.
- 팔꿈치를 구부리고 열린 손바닥을 같은 측 어깨쪽으로 들어올려 근육을 단축시킨 다. 중립자세로 돌아온다.
- 총 5회 반복한다.

치료가 필요한 다른 근육 : 가끔 가시아래근(Infraspinatus, 62쪽)과 위팔근(Brachialis, 82쪽)도 이곳으로 연관통을 일으킨다.

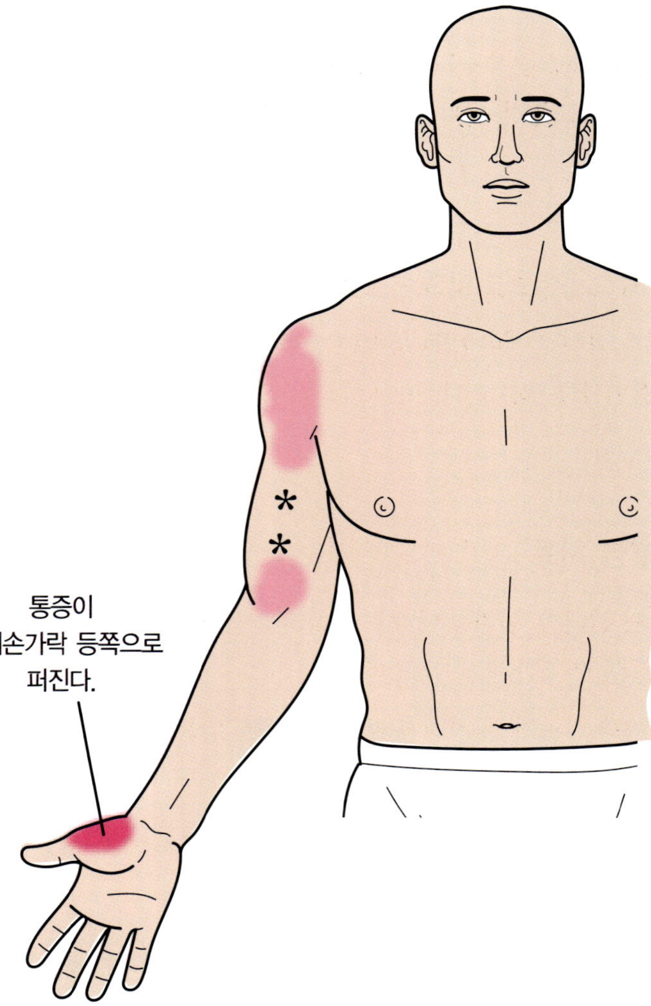

위팔근 (Brachialis)

통증 부위 : 엄지손가락의 아래부분의 강한 통증과 위팔의 좀 덜한 통증

동반 증상 : 너무 빡빡하면 팔꿈치를 펼 수 없다.

흔한 원인 : 전동 공구 사용, 기타 연주, 무거운 물건 운반같은 활동 중에 너무 오랫동안 팔꿈치를 구부림

방법 1 : 척추치료

- Acumasseur, Thumbby, Big Bend Backnobber 또는 비슷한 기구를 이용하여 다섯째와 여섯째 목뼈 바로 옆에 위치한 척주옆근육들을 압박한다

방법 2 : 신경프로싱

- 양팔을 옆에 놓고 중립으로 앉은 자세 또는 서있는 자세에서 시작한다.
- 양팔을 옆에 놓고 손바닥을 열고 천천히 돌린다. 팔꿈치를 펴면 치료하려는 쪽이 앞을 향하게 된다. 동시에 치료하려는 어깨 쪽으로 귀를 귀울인다.
- 총 10회 반복한다.

방법 3 : 유발점 치료

- 치료하지 않는 쪽 팔로 몸을 가로질러 치료하는 쪽 팔에 닿게한다.
- 치료하는 쪽 팔의 긴장을 풀고 위팔두갈래근을 몸에서 멀어지게 하여 위팔근에 닿게 움직인다.
- Thumbby를 이용하여 유발점을 10 – 90초 정도 누른다.

방법 4 : 서서히 움직인다.

- 중립자세로 앉거나 서있는 상태에서 시작한다.
- 치료받는 쪽 팔을 올려 근육을 신장시키고, 팔꿈치를 굽혀서 뒤로 놓아 어깨뼈 사이를 긁는다. 중립자세로 돌아온다.
- 팔꿈치를 펴서 근육을 단축시킨 다음 뒤를 닿게 해서 팔이 뒤에 펴져있게 한다(위쪽이 아니라 아래쪽으로 위치하게 하여야 한다). 중립자세로 돌아온다.
- 총 5회 반복한다.

치료가 필요한 다른 근육 : 위팔두갈래근(Biceps brachii, 80쪽), 위팔세갈래근(Triceps brachii, 84쪽)도 이곳으로 연관통을 일으킨다.

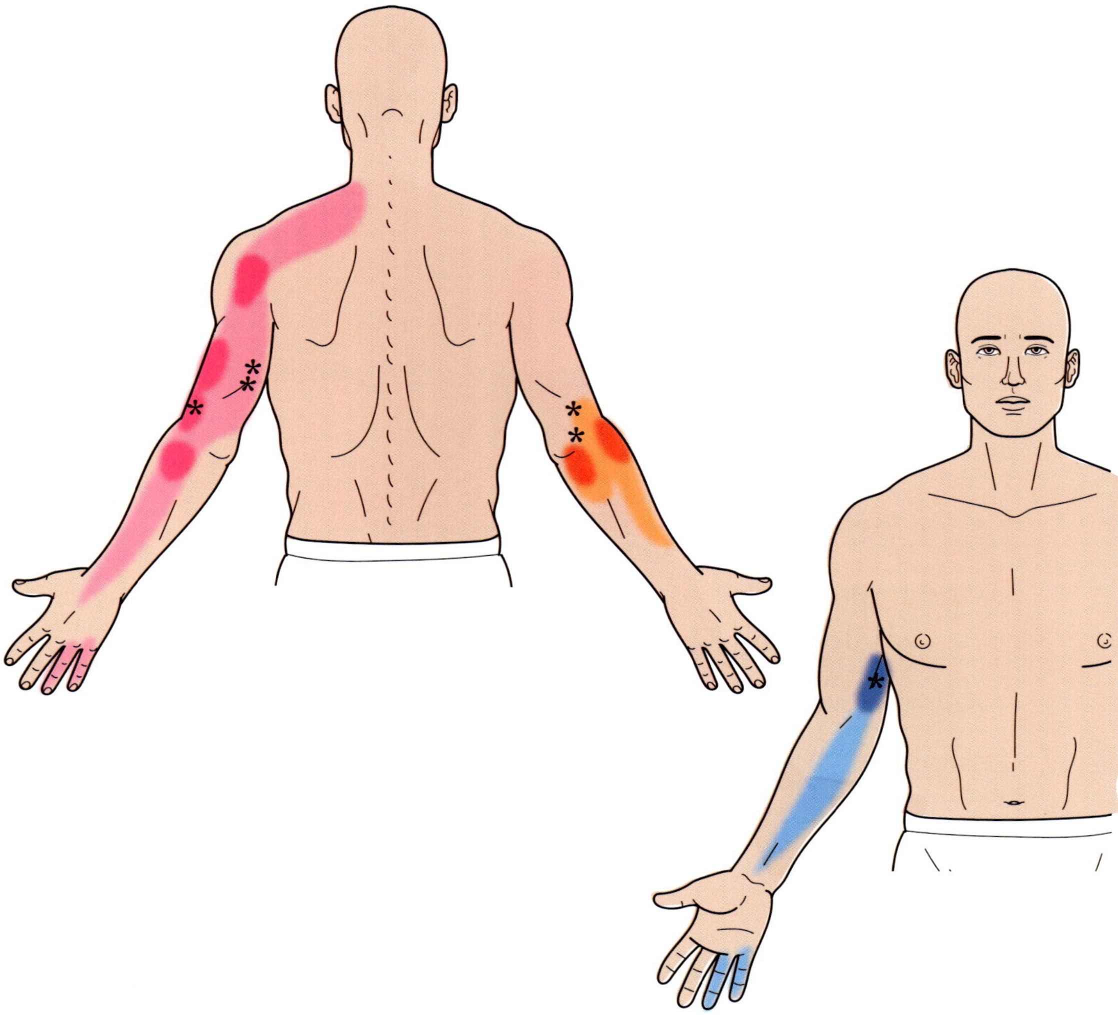

위팔세갈래근 (Triceps brachii)

통증 부위 : 어깨 뒤쪽, 팔, 팔꿈치

동반 증상 : 팔 뒤쪽의 무감각 및 따끔거림, "테니스 엘보", 골프나 테니스를 칠 때의 통증. 팔꿉을 굽힐 수 없고 귀 옆으로 손을 뻗어 천장으로 손가락을 가리킬 수 없다.

흔한 원인 : 과도한 목발 이용이나 팔굽혀펴기 운동 등

방법 1 : 척추치료

- Backnobber나 비슷한 기구를 이용하여 목 하부 일곱째 목뼈와 첫째 등뼈 바로 옆에 위치한 척주옆근육들을 압박한다.

방법 2 : 신경프로싱

- 노신경(Radial nerve)을 Tip Your Server nerve floss(104쪽)을 참고하여 프로싱한다.

방법 3 : 유발점 치료

- 유발점을 찾기 위해, 어깨뼈 사이를 긁는다는 생각으로 팔꿈치를 굽히고 뒤쪽 머리위로 올린다. 위팔이 당기는 느낌이 드는 곳이 유발점이다.
- 팔을 탁자위에 놓고 손바닥을 위로 가게 한다.
- 테니스공을 탁자와 위팔 사이의 유발점이라고 생각된 부분에 놓는다.
- 유발점을 누른다. 팔의 무게가 필요로 하는 압력을 모두 제공한다.
- 유발점당 10-90초 정도 누른다.

방법 4 : 서서히 운동한다.

- 팔을 편안하게 놔둔 상태에서 중립자세로 앉거나 서있는 상태에서 시작한다.
- 치료하려는 팔을 들어올리고 어깨뼈 사이를 긁는다는 생각으로 팔꿈치를 굽히고 뒤쪽 머리위로 올린다. 중립자세로 돌아온다.
- 팔꿈치를 곧게 펴고 팔을 뒤로하여 근육을 신장시키고 뒤쪽으로 쭉 뻗은 상태로 둔다(손바닥은 바닥으로 둔다). 중립자세로 돌아온다.
- 총 5회 반복한다.

치료가 필요한 다른 근육 : 부리위팔근(Coracobrachialis, 72쪽)도 이곳으로 연관통을 일으킨다.

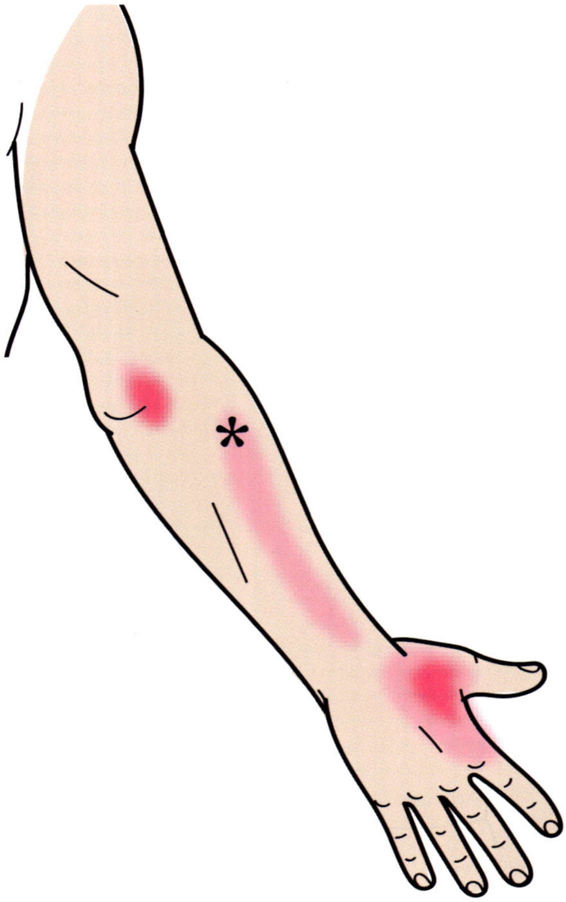

위팔노근 (Brachioradialis)

통증 부위 : 팔꿈치의 바깥부분과 엄지와 검지사이의 살 부분[손뒤침근(Supinator)의 유발점에서 비슷한 양상을 보인다].

동반 증상 : 손을 쥐는데 힘이 빠짐, "테니스 엘보"라 불리는 여러 자극점의 군집

흔한 원인 : 테니스를 칠 때 팔꿈치와 손목을 펴서 백핸드로 칠 때, 앞 유리창에서 얼음을 뜯거나, 많은 악수를 할 때

방법 1 : 척추치료

- Big Bend Backnobber, Acumasseur, Thumbby를 이용하여 다섯째와 여섯째 목뼈 바로 옆에 위치한 척주옆근육들을 가볍게 압박한다.

방법 2 : 신경프로싱

- 노신경(Radial nerve)를 Tip Your Server nerve floss(104쪽)을 참고하여 프로싱한다.

방법 3 : 유발점 치료

- 팔꿈치를 접고 엄지를 위로 하여 최대한 팔을 위로 뻗는다. 아래팔의 절반쯤을 유발점을 찾기 위해 손가락으로 가르킨다. 유발점들이 종종 존재한다.
- 압통부위를 잡아서 Acumasseur나 손가락으로 부드럽게 짜준다.
- 각 압통부위 마다 10 – 90초간 압박을 지속한다.

방법 4 : 서서히 움직인다.

- 팔을 편안하게 놔둔 상태에서 중립자세로 앉거나 서있는 상태에서 시작한다.
- 통증이 있는 쪽에서 머리나 몸통을 움직이지 않고 어깨를 아래로 누른다.
- 근육을 신장시키려면 서빙하는 사람 같이 손목을 부드럽게 굽혀 손바닥을 잔 모양으로 만들어 위로 향하게 한 후 뒤로 돌린다.
- 어깨를 이완하고 손바닥을 열어 하늘을 보게 하여 근육을 단축시킨다. 중립으로 돌아온다.
- 이러한 동작을 총 5회 반복한다.

치료가 필요한 다른 근육 : 손뒤침근(Supinator, 88쪽)이나 손목폄근(Wrist extensor, 90쪽)도 이곳으로 연관통을 일으킨다.

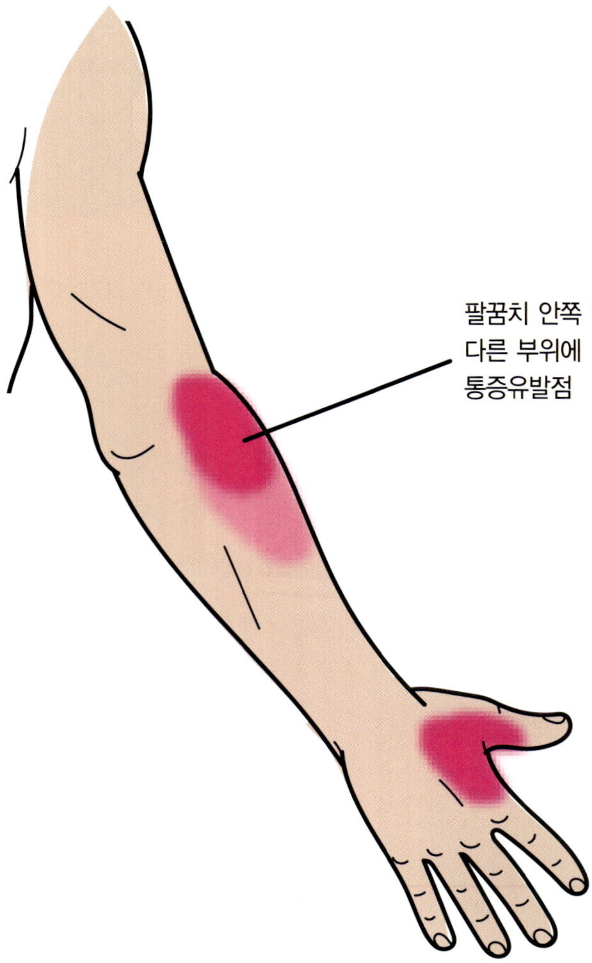

손뒤침근 (Supinator)

통증 부위 : 팔꿈치의 바깥부분과 엄지와 검지사이의 살 부분 [위팔노근 (Brachioradialis) 의 유발점에서 비슷한 양상을 보인다].

동반 증상 : 팔꿈치를 열고 가방을 나를 때 통증. 팔꿈치를 구부리고 손바닥을 바닥으로 향하게 하는 일부 동작의 범위에서 어려움을 겪을 수 있다.

흔한 원인 ; 큰 개와 산책하거나 빡빡하게 잠긴 뚜껑을 열 때 위팔을 삐었을 때

방법 1 : 척추치료

- Big Bend Backnobber, Acumasseur, Thumbby를 이용하여 다섯째 목뼈에서 일곱째 목뼈 근처에 있는 척주옆근육들을 압박한다.

방법 2 : 신경프로싱

- 노신경(Radial nerve)를 Tip Your Server nerve floss(104쪽)을 참고하여 프로싱한다.

방법 3 : 유발점 치료

- 손을 옆으로 해서 엄지손가락을 위를 가르키게 하고 팔꿈치를 구부려 위에 놓여있는 위팔노근(brachioradialis)을 잡는다. 손바닥이 위를 향하자마자 거기에 손뒤침근(Supinator)이 있다. 이 작업을 하는 동안 테이블에 팔을 올려놓는 것이 도움이 될 수 있다.
- 손바닥을 위로 돌린다. Thumbby를 이용하여 팔꿈치 바로 아래의 위팔노근의 안쪽을 누른다.
- 압통점마다 10－90초 정도 눌러준다.

방법 4 : 서서히 움직인다.

- 팔을 편안하게 놔둔 상태에서 중립자세로 앉거나 서있는 상태에서 시작한다.
- 치료하려는 팔을 바깥으로 비틀어 근육을 신장시킨다. 중립으로 돌아온다.
- 손바닥이 몸쪽으로 하게 손을 비틀어 근육을 단축시킨다. 중립으로 돌아온다.
- 이러한 동작을 총 5회 반복한다.

치료가 필요한 다른 근육 : 위팔노근(Brachioradialis, 86쪽) 손목폄근(Wrist extensor, 90쪽)으로 관련통을 일으킨다.

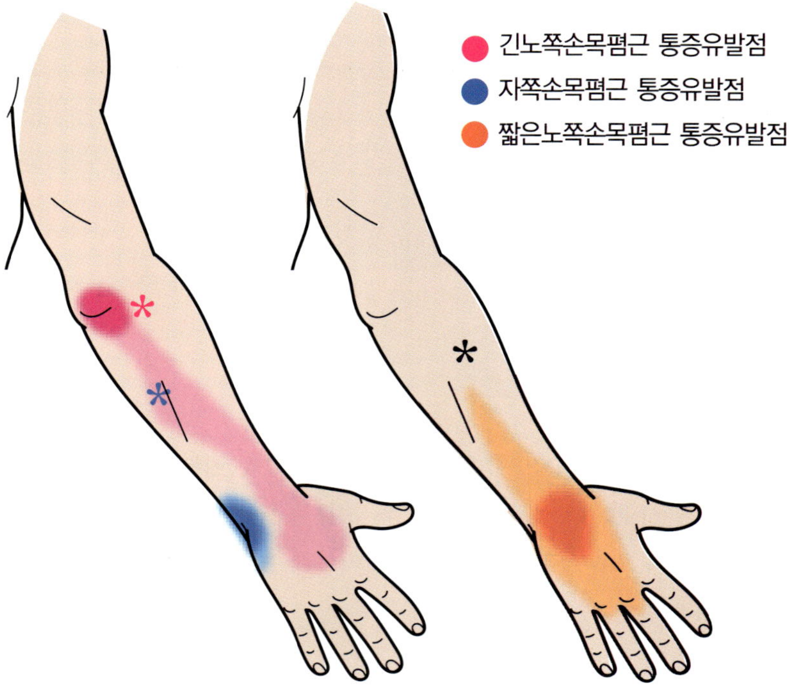

손목폄근 (Wrist extensor)

긴노쪽손목폄근 (Extensor Carpi Radialis Longus), 짧은노쪽손목폄근 (Extensor Carpi Radialis brevis), 자쪽손목폄근 (Extensor Carpi Ulnaris)

통증 부위 : 팔꿈치와 손목의 뒤쪽

동반 증상 : 문 손잡이를 돌리기, 빽빽한 뚜껑을 열기, 악수등 손목의 움직임이 연관된 행동에 통증이나 약화가 있을 수 있다.

흔한 원인 : Hand tools을 이용하거나 공을 쥐어짜서 힘을 측정할 수 있다.

방법 1 : 척추치료

- Big Bend Backnobber, Acumasseur 또는 Thumbby를 이용하여 여섯째와 일곱째 목뼈, 그리고 첫째 등뼈 바로 옆에 위치한 작은 척주옆근육들을 압박한다.

방법 2 : 신경프로싱

- 노신경(Radial nerve)를 Tip Your Server nerve floss(104쪽)을 참고하여 프로싱한다.

방법 3 : 유발점 치료

- 통각점을 찾기 위해 팔을 앞에 두고 손바닥을 바닥으로 한다. 손목을 굽힌상태로 천천히 부드럽게 당겨 당기는 느낌이 나는 지점에 집중한다.
- 탁자 위에 팔꿈치를 굽힌 상태로 손바닥을 바닥을 향해 놓는다. 당길 때 느낌이 나는 지점에 팔꿈치 바로 아래 쪽을 위주로 찾아본다.
- Thumbby로 통점을 누르고, 팔꿈치를 굽히고 위팔의 뒷부분과 벽 사이에 테니스공을 놓고 압력을 가한다.
- 각 유발점에 이러한 압박을 10-90초 동안 지속한다.

방법 4 : 서서히 움직인다.

- 팔을 편안하게 놔둔 상태에서 중립자세로 앉거나 서있는 상태에서 시작한다.
- 근육을 신장시키기 위해, 팔을 앞으로 90도로 들어올리고 손목을 아래로 하여 손가락들이 바닥을 가르켜 손바닥이 보이게 한다. 중립으로 돌아온다.
- 근육을 단축시키기 위해 팔을 들어 손목을 위를 보게 하고 손목을 굽힌다. 손가락들이 바닥을 가르켜 손바닥이 마주보지 않게 한다. 중립으로 돌아온다.
- 이러한 동작을 총 5회 반복한다.

치료가 필요한 다른 근육 : 손뒤침근(supinator, 88쪽)은 때로는 목갈비근(scalenes, 52쪽)으로 관련통을 일으킨다.

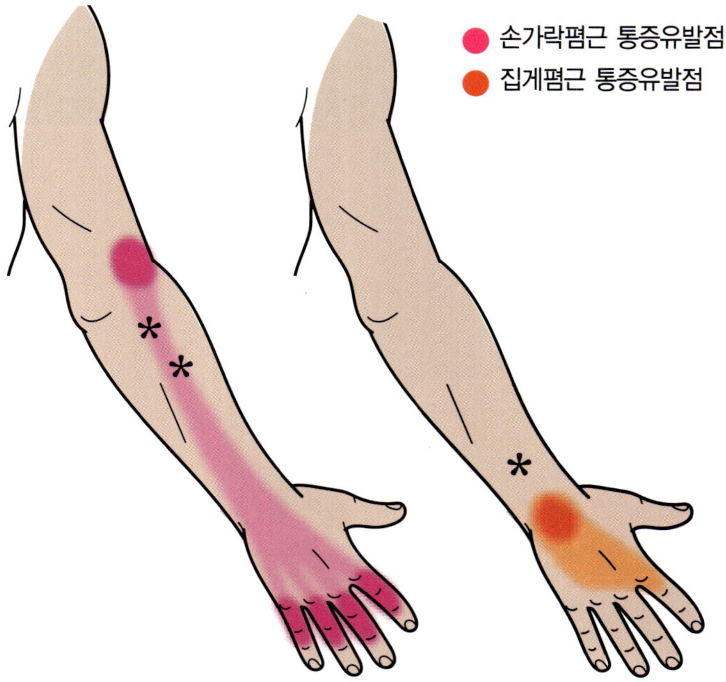

손가락폄근 (Finger Extensors)

손가락폄근 (Extensor Digitorum) 집게폄근 (Extensor Indicis)

통증 부위 : 주로 위팔과 손가락들

동반 증상 : 팔꿈치 통증 및 손가락 뻣뻣함

흔한 원인 : 기구를 오래 다루거나 악기를 연주할 때

방법 1 : 척추치료

- Big Bend Backnobber, Acumasseur 또는 Thumbby를 이용하여 여섯째와 일곱째 목뼈, 그리고 첫째 등뼈 바로 옆에 위치한 척주옆근육들을 압박한다.

방법 2 : 신경프로싱

- 노신경(Radial nerve)를 Tip Your Server nerve floss(104쪽)을 참고하여 프로싱한다.

방법 3 : 유발점 치료

- 팔꿉을 굽힌 상태로 손바닥을 위로 하여 팔을 탁자나 베개위에 올린다. 위팔에 압통점이 있는지 찾아본다.
- Thumbby를 사용하여 위팔의 압통점을 누르거나 팔꿉을 굽혀 테니스공이나 original worm을 위팔과 벽 사이에 끼워 압력을 준다.
- 각 압박통이 있는 지점에 이러한 압박을 10 – 90초 동안 지속한다.

방법 4 : 서서히 움직인다.

- 팔을 편안하게 놔둔 상태에서 중립자세로 앉거나 서있는 상태에서 시작한다.
- 근육을 신장시키기 위해, 팔을 옆으로 붙이고 손목을 천천히 손가락을 편 상태로 손바닥이 위로 향하게 구부려서 손가락이 뒤로 가게 한다. 중립으로 돌아온다.
- 근육을 단축시키기 위해, 서서히 손목을 반대로 하여 손바닥이 아래로 향하고 손가락이 앞을 향하게 한다. 중립으로 돌아온다.
- 이러한 동작을 총 5회 반복한다.

치료가 필요한 다른 근육 : 손목폄근(Wrist extensors, 90쪽), 낮은 확률로 위팔노근(Brachioradialis, 86쪽), 손가락굽힘근(Finger flexors, 98쪽), 손목굽힘근(Wrist flexors, 96쪽)

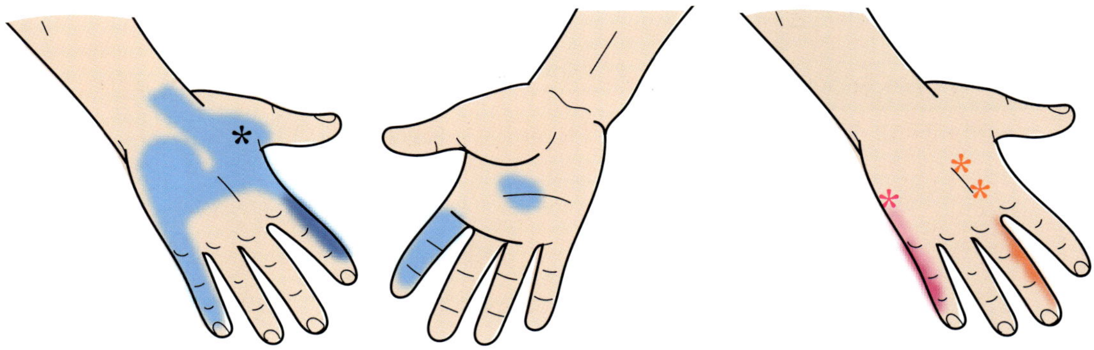

- 첫째 등쪽뼈사이근 통증유발점
- 새끼벌림근 통증유발점
- 둘째 등쪽뼈사이근 통증유발점

등쪽뼈사이근 (Dorsal Interossei)

통증 부위 : 주로 영향을 받은 손가락의 가쪽면과 가끔 손과 손바닥의 뒤쪽

동반 증상 : 움켜쥐기, 펜으로 글쓰기, 단추 잠그기 같은 미세활동에 어려움을 겪음

흔한 원인 : 바느질이나 상세한 기계작업 같은 집게그립을 사용

방법 1 : 척추치료

- Big Bend Backnobber, Acumasseur 또는 Thumbby를 이용하여 일곱째 목뼈와 첫째 등뼈 바로 옆에 위치한 척주옆근육들을 압박한다

방법 2 : 신경프로싱

- 노신경(Radial nerve)을 Tip Your Server nerve floss(104쪽)을 참고하여 프로싱한다.

방법 3 : 유발점 치료

- 옆쪽 근육을 들어내기 위해 손의 뼈를 들어 올리고 분리한다.
- 통각점에 치료받지 않는 손으로 압력을 가한다.
- 각 유발점에 이러한 압박을 10-90초 동안 지속한다.

방법 4 : 서서히 움직인다.

- 스웨덴 운동(Swedish movement)이 없다.

치료가 필요한 다른 근육 : 손목굽힘근(Wrist flexors, 96쪽), 손가락굽힘근(Finger flexors, 98쪽), 손목폄근(Wrist extensors, 90쪽), 손가락폄근(Finger extensors, 92쪽)으로 관련통을 일으킨다.

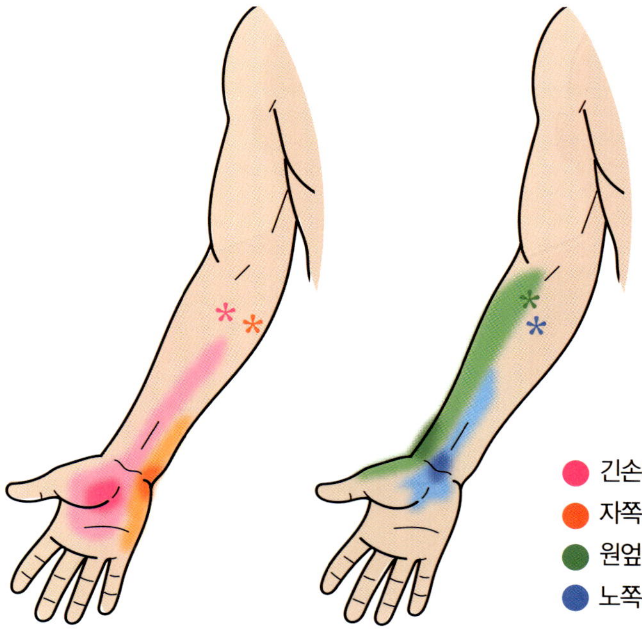

손목굽힘근 (Wrist Flexor)

자쪽손목굽힘근 (Flexor carpi ulnaris) 노쪽손목굽힘근 (Flexor carpi radialis) 긴손바닥근 (Palmaris longus) 원엎침근 (Pronator teres)

통증 부위 : 손바닥 및/또는 손목의 손바닥부분과 위팔

동반 증상 : 롤러질이나 가위질같이 미세한 물체를 다루는데 어려움을 겪음

흔한 원인 : 과거에 팔꿈치를 다쳤거나, 핸들이나 물건을 너무 꽉 조일 때

방법 1 : 척추치료

- Big Bend Backnobber, Acumasseur 또는 Thumbby를 이용하여 여섯째와 일곱째 목뼈, 그리고 첫째 등뼈에 인접한 척주옆근육들을 압박한다.

방법 2 : 신경프로싱

- Floss the nerve supply with the Tunnel Tamer nerve floss(106쪽)나 Eye Piece nerve floss(105쪽)중 효과가 있을 것 같은 것

방법 3 : 유발점 치료

- 유발점을 찾으려면 치료하는 쪽 팔을 손바닥을 위로 하여 탁자위에 놓는다. 다음 각각의 검사를 통해 긴장감이나 압박감을 느낀다.
  - 원엎침근(Pronator teres) : 위팔을 안으로 하여 손바닥이 몸을 보게 한다. 다시 중립으로 한다.
  - 노쪽손목굽힘근(Flexor carpi radialis) : 다른 손은 그대로 놔두며 손목을 엄지손가락 쪽으로 움직인다. 다시 중립으로 한다.
  - 긴손바닥근(Palmaris longus) : 손을 잔 모양을 만든다. 다시 중립으로 한다.
  - 자쪽손목굽힘근(Flexor carpi ulnaris) : 다른 손은 그대로 놔두며 새끼손가락 쪽으로 움직인다. 다시 중립으로 한다.
- Thumbby를 이용하여 시행한 과정 중 압통점을 눌러주고, 각 유발점에 이러한 압박을 10 – 90초 동안 지속한다.

방법 4 : 서서히 움직인다.

- 팔을 앞으로 곧게 편 상태에서 놔둔 상태에서 중립자세로 앉거나 서있는 상태에서 시작한다.
- 근육을 신장시키기 위해 손바닥을 위로 하고 손가락을 뻗어 손가락이 아래로 가게 손목을 구부린다. 중립으로 돌아간다.
- 근육을 단축시키기 위해 손바닥을 아래로 하고 손가락을 앞으로 뻗고 손목을 서서히 바닥쪽으로 굽힌다. 중립을 돌아간다.
- 이러한 동작을 총 5회 반복한다.

치료가 필요한 다른 근육 : 손목폄근(Wrist extensors, 90쪽), 목갈비근(Scalene, 52쪽), 작은가슴근(Pectoralis minor, 116쪽)

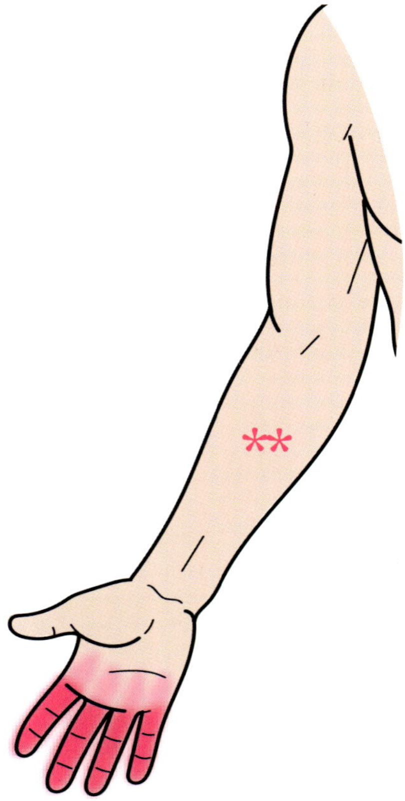

손가락굽힘근(Finger Flexors)

얕은손가락굽힘근(Flexor Digitorum Superficialis),
깊은손가락굽힘근(Flexor Digitorum Profundus)

통증 부위 : 각각의 손가락

동반 증상 : 가위를 사용하거나 스티어링 휠을 고정하는 등 접지력이 수반되는 미세한 모터 작동의 어려움

흔한 원인 : 오랜 시간 움켜쥠

방법 1 : 척추치료

- Big Bend Backnobber, Acumasseur 또는 Thumbby를 이용하여 일곱째 목뼈와 첫째 등뼈 바로 옆에 위치한 척주옆근육들을 압박한다.

방법 2 : 신경프로싱

- Tunnel Tamer nerve floss(106쪽)나 Eye Piece nerve floss(105쪽) 중 더 적합한 것으로 보이는 것으로 신경을 프로싱한다.

방법 3 : 유발점 치료

- 팔꿈치를 곧게 펴고 치료하지 않는 손으로 치료하는 쪽 손의 개별 손가락을 뒤로 당긴다. 그리고 나서 팔꿉을 굽히고 다시 시도한다. 한 가지 또는 두 가지 동작 모두 좁은 부위가 어디에 있는지 느낄 수 있도록 해야 한다. 펜으로 표시한다.
- 팔꿉을 굽힌 상태에서 아래팔을 탁상 위에 놓고 손바닥을 위로 향하게 한다.
- 펜으로 표시한 곳에 Thumbby를 이용하여 각 유발점에 이러한 압박을 10–90초 동안 지속한다.

방법 4 : 서서히 움직인다.

- 팔을 편안하게 놔둔 상태에서 중립자세로 앉거나 서있는 상태에서 시작한다.
- 근육을 늘리기 위해 팔을 옆으로 붙이고 손바닥이 위를 향하고 손가락이 뒤를 향하도록 손가락을 뻗은 상태에서 시술 손목을 부드럽게 구부린다. 중립으로 돌아간다.
- 근육을 단측시키기 위해 손바닥이 아래를 향하고 손가락이 앞으로 향하도록 반대 방향으로 부드럽게 손목을 구부린다. 중립으로 돌아간다.
- 이러한 동작을 총 5회 반복한다.

치료가 필요한 다른 근육 : 손목굽힘근(Wrist flexors, 96쪽), 손목폄근(Wrist extensors, 90쪽), 목갈비근(Scalenes, 52쪽), 작은가슴근(Pectoralis minor, 116쪽)을 치료하는 데 도움이 될 수 있다.

Tip : 이러한 근육들은 깊숙이 있다. 위에 있는 근육부터 실행하라

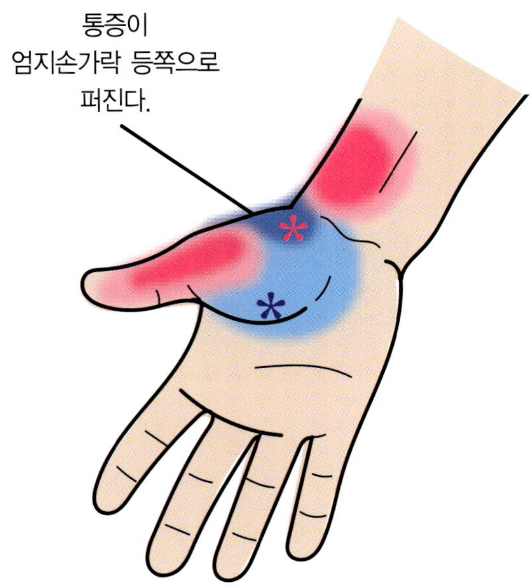

엄지모음근(Adductor pollicis) 엄지맞섬근(Opponens pollicis)

통증 부위 : 엄지뿐만 아니라 같은 쪽 손목의 아래부분

동반 증상 : 단추 잠그기, 펜 들기, 펜으로 적기 같은 섬세한 활동에 어려움을 겪음

흔한 원인 ; 엄지를 이용한 마사지, 정원 잡초 깎기, 일반적으로 엄지손가락을 많이 사용

방법 1 : 척추치료

- Big Bend Backnobber, Acumasseur 또는 Thumbby와 비슷한 기구를 이용하여 일곱째 목뼈와 첫째 등뼈 바로 옆에 있는 척주옆근육들을 압박한다.

방법 2 : 신경프로싱

- Tunnel Tamer nerve floss(106쪽)을 참고하여 정중신경을 프로싱한다.

방법 3 : 유발점 치료

- Thumbby를 이용하여 엄지의 아래쪽과 손목의 끝부분사이, 엄지의 시작점과 손의 중간의 압통점에 압력을 가한다.
- 각 유발점에 이러한 압박을 10–90초 동안 지속한다.

방법 4 : 서서히 움직인다.

- 중립자세로 앉거나 서있는 자세에서 양팔은 옆으로 늘어뜨린 상태에서 시작한다.
- 근육을 신장시키기 위해 치료하려는 쪽 손가락을 펴고 손을 크게 벌린다. 중립자세로 되돌아온다.
- 근육을 단축시키기 위해 부드럽게 주먹을 쥔다. 중립자세로 되돌아온다.
- 이러한 동작을 총 5회 반복한다.

치료가 필요한 다른 근육 : 목갈비근(Scalenes, 52쪽), 작은가슴근(Pectoralis minor, 116쪽), 낮은 확률로 위팔노근(Brachioradialis, 86쪽), 손뒤침근(Supinator, 88쪽), 손목굽힘근(Wrist flexors, 96쪽), 손가락굽힘근(Finger flexors, 98쪽)

Tip : 엄지 사용을 최대한 자제하고 이 책에 있는 기구를 사용하여 유발점에 압력을 가하는 것을 추천한다.

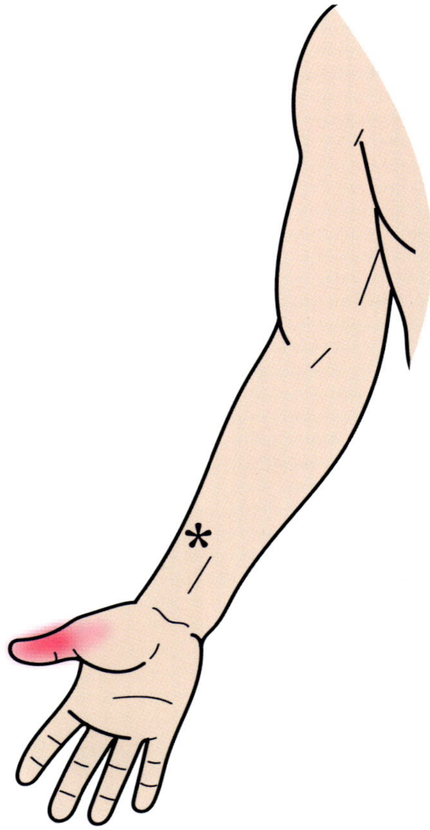

긴엄지굽힘근 (Flexor Pollicis Longus)

통증 부위 : 엄지손가락 끝

동반 증상 : 가위를 사용하거나 핸들을 잡는 것과 같은 미세운동에 어려움이 있다.

흔한 원인 : 오랜시간 움켜쥠.

방법 1 : 척추치료

- Big Bend Backnobber와 비슷한 기구를 이용하여 일곱째 목뼈와 첫째 등뼈 바로 옆에 있는 척주옆근육들을 압박한다.

방법 2 : 신경프로싱

- Tunnel Tamer nerve floss(106쪽)을 참고하여 정중신경을 프로싱한다.

방법 3 : 유발점 치료

- 엄지손가락을 뒤로 당길 때 빡빡함을 느낀다.
- 엄지손가락을 당길 때 느껴진 압통점을 누른다.
- 각 유발점에 이러한 압박을 10 - 90초 동안 지속한다.

방법 4 : 서서히 움직인다.

- 중립자세로 앉거나 서있는 자세에서 위팔을 평평한 장소에 올려놓고 엄지를 천장을 가리키게 한다.
- 근육을 신장시키기 위해 엄지를 뒤로 당겨 '히치하이커' 자세로 한다. 중립자세로 되돌아온다.
- 근육을 단축시키기 위해 엄지를 손바닥쪽으로 앞으로 굽힌다. 중립자세로 되돌아온다.
- 이러한 동작을 총 5회 반복한다.

치료가 필요한 다른 근육 : 엄지모음근(Adductor pollicis, 100쪽), 엄지맞섬근(Opponens pollicis, 100쪽), 낮은 확률로 손목굽힘근(Wrist flexors, 96쪽), 손목폄근(Wrist extensors, 90쪽), 목갈비근(Scalenes, 52쪽), 큰가슴근(Pectoralis major, 114쪽)

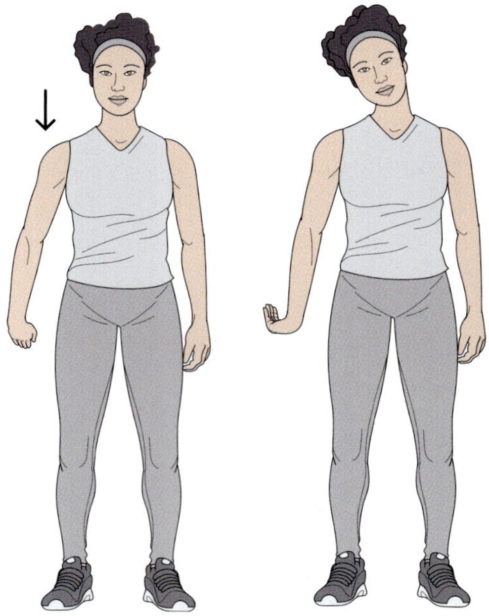

신경프로싱(웨어터에게 팁을 주는 자세, Tip Your Server)

이 움직임은 위팔세갈래근(Triceps brachii, 84쪽)과 손목폄근(Wrist extensors, 90쪽)을 포함해서 팔에 있는 많은 근육들을 지배하는 노신경(Radial nerve)을 프로싱한다. 이 프로싱 움직임은 신경을 진정시키고 종종 근육을 이완시킨다.

지시 사항

- 팔을 옆구리에 편하게 대고 중립자세로 서있는 자세로 시작한다.
- 치료하는 쪽 머리나 몸통을 움직이지 않고 어깨를 아래로 누른다.
- 손바닥을 평평하게 하고 손가락을 곧게 편 채로, 손을 구부려서 손가락은 뒤로 향하고 손바닥이 위쪽을 향하도록 한다.
- 치료하는 쪽 어깨 쪽으로 천천히 귀를 기울이면서 숨을 내쉬는 동시에 마치 당신이 웨이터나 웨이터에게 팁을 건네는 것처럼 손바닥은 여전히 위로 향하게 하지만 손가락은 몸에서 멀리 떨어진 쪽을 향하도록 손목을 돌린다. 그렇게 하면 자연스럽게 손가락이 J자 모양으로 구부러지게 될 것이다.
- 총 10회 반복한다.

Tip: 두 가지 운동을 같이 하기 전에 각 동작을 별도로 나눠서 연습한 후 시행하면 도움이 된다.

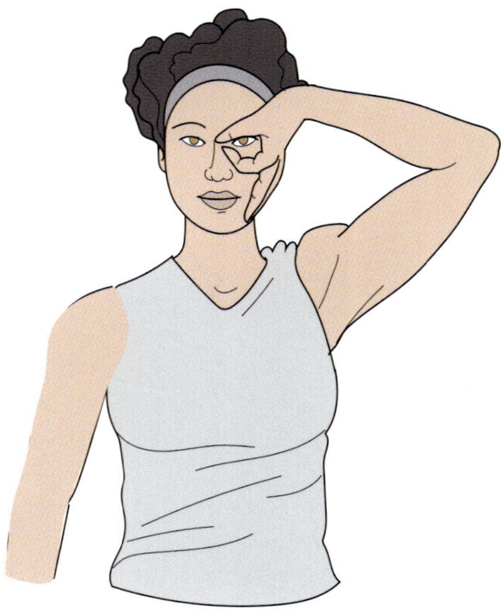

신경프로싱 : 아이피스(Eye Piece)

이 움직임은 특정한 손목굽힘근(Wrist flexors, 96쪽)과 손가락굽힘근(Finger flexors, 98쪽)을 포함한 아래팔과 손가락의 많은 근육으로 주행하는 자신경을 프로싱한다(팔꿈치 안쪽을 책상에 부딪히면 전기가 오르듯 아픈 것이 자신경이다). 프로싱 움직임은 신경을 진정시키고 종종 근육을 이완시킨다.

지시 사항

- 가슴 앞에 손을 대고 엄지손가락과 집게 손가락을 다른 세 손가락이 위를 향하도록 하여 "A-OK" 표시를 한다.
- 눈으로 손을 들어올리고, 손목을 몸쪽으로 돌리면서 A-OK 표지가 위아래로 뒤집히도록 하고, 엄지손가락과 집게손가락으로 만들어진 원을 통해 바라보며, 나머지 세 손가락은 아래쪽 얼굴 측면에 가져다 놓는다.
- 숨을 내쉬면서 천천히 동작을 한다.
- 이러한 운동을 10회 반복한다.

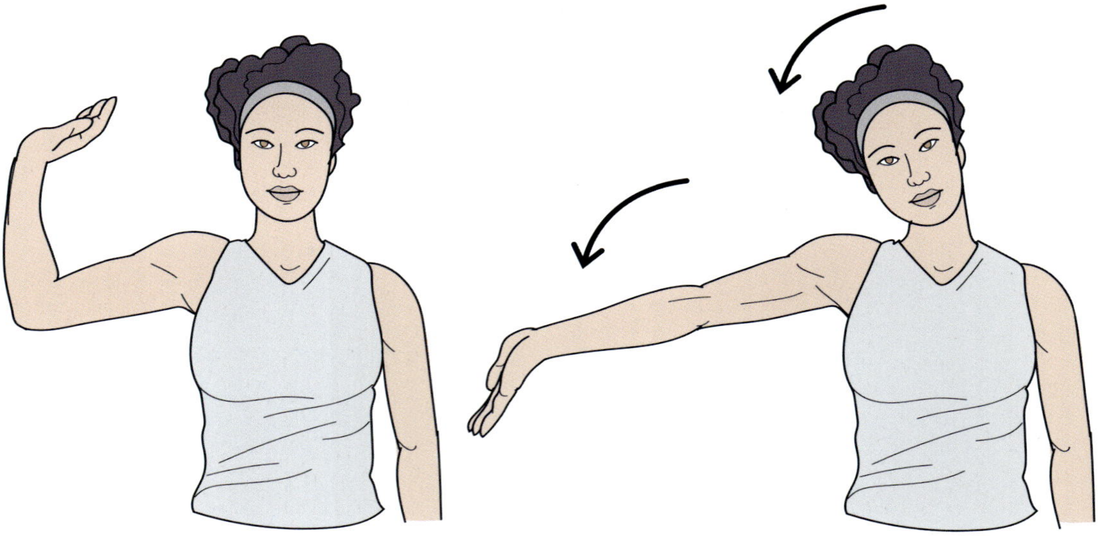

신경프로싱 : Tunnel Tamer

이 움직임은 손목굽힘근(Wrist flexors, 96쪽)과 손가락굽힘근(Finger flexors, 98쪽)을 포함하여 팔의 많은 근육을 지배하는 정중신경(Median nerve)을 프로싱한다. 프로싱 운동은 신경을 진정시키고 종종 근육을 이완시킨다.

지시 사항

- 어깨를 이완시키고 양팔을 옆구리에 둔 상태에서 중립자세로 앉거나 서있는 자세로 시작한다.
- 팔꿈치를 구부린 채 아래팔이 몸에 평행하고 손목이 구부러진 상태에서 팔을 옆으로 뻗는다. 손바닥은 위를 향해야 하고, 손가락은 관자놀이를 향해야 한다.
- 손목을 구부리고 팔꿈치를 펴고 아래팔을 약간 회전시켜 팔꿈치가 완전히 펴질 때까지 손바닥이 반대쪽으로 향하도록 한다.
- 동시에 목을 같은 쪽으로 구부린다.
- 이러한 운동을 10회 반복한다.

CHAPTER 6

가슴, 등, 배
(Chest, Back, Abdomen)

당신에게 어떤 형태의 통증이 있다면 이 챕터에서 그와 연관된 근육을 찾을 수 있을 것이다. 척주옆근육(Paraspinals)은 정말 중요하다 – 이것들은 거의 모든 우리 몸의 근육들로 가는 신경들을 조절한다. 그리고 이 근육들을 잘 다루는 것은 보통 좋은 치료 계획의 한 부분이 된다. 배 근육들에서 통증유발점은 또한 속쓰림 문제(Heartburn)와 내장문제에 의한 것과 같이 반직관적(Counterintuitive)으로 다양하게 상이한 형태로 나타난다. 이를 평가할 때는 항상 안전을 우선으로 하는 것이 무엇보다 중요하다. 복통이나 가슴통증은 궤양 또는 심장질환과 같은 중대한 비근육성 질환을 암시하는 증상이기도 한다. 시술 전 전문의에 의뢰해서 복통과 가슴통증이 다른 원인에 의해서 발생한 것인지를 확인하여야 한다.

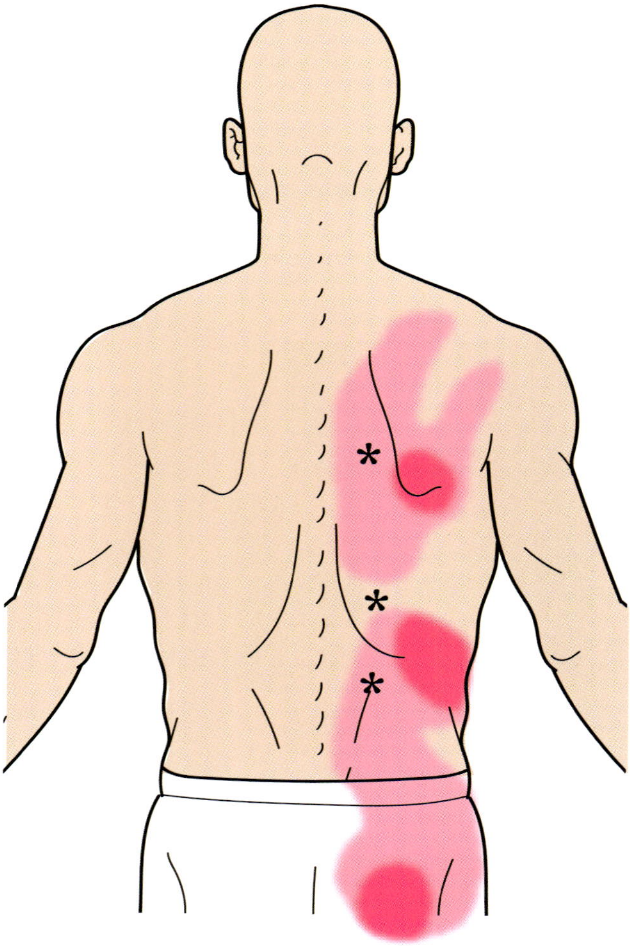

얕은층 척주옆근육(Superficial Paraspinals)

통증 부위 : 대부분 척주 옆 등의 통증이다. 통증은 엉덩이까지 퍼질 수 있다.

동반 증상 : 통증 때문에 등을 움직이는 것이 제한되기도 한다.

발병 원인 : 원인으로는 신체적 외상, 등을 구부리거나 비트는 동작 그리고 정상적인 보행에서도 나타나는 문제이다.

방법 1 : 척추치료

- 이미 척추주위 신경을 목표로 하고 있으므로 다른 부가적인 척추치료는 없다.

빙밥 2 : 신경프로싱

- Slumping for Health 신경프로싱(132쪽)을 하거나 4단계의 스웨덴 운동 (Swedish movement)을 총 10회 반복한다.

방법 3 : 유발점 치료

- 머리를 서서히 아래로 내리고 허리를 구부려서 손으로 발가락을 만지는 동작을 한다. 이렇게 하면 여러개 척추분절이 동시에 움직이기 때문에 척추 주위 어느 부위가 긴장되는 것을 감지하게 된다.
- 라켓공이나 테니스공 또는 Original Worm을 사용하여 척주옆근육이 긴장되는 부위에서 압통부위를 찾는다 – 그러나 척추뼈 바로 옆의 움푹한 곳은 아니어야 한다(저자는 라켓공은 갈비뼈 위에서 테니스공은 아래쪽 허리뼈에서 사용한다).
- 90초 동안 압통점을 눌러준다.

방법 4 : 서서히 움직인다.

- 무릎을 구부리고 발바닥을 바닥에 대고 척주는 반듯한 자세로 바닥에 앉는 것으로 시작한다. 손은 무릎 바로 아래 정강이를 감아서 잡는다.
- 다리로부터 멀리 등을 서서히 구부려서 근육을 늘려주고 다시 중립자세로 돌아온다.
- 반대로 배가 나오도륵 등를 뒤로 구부려서 근육을 수축시킨 후 중립자세로 돌어온다.
- 이러한 동작을 5회 반복한다.

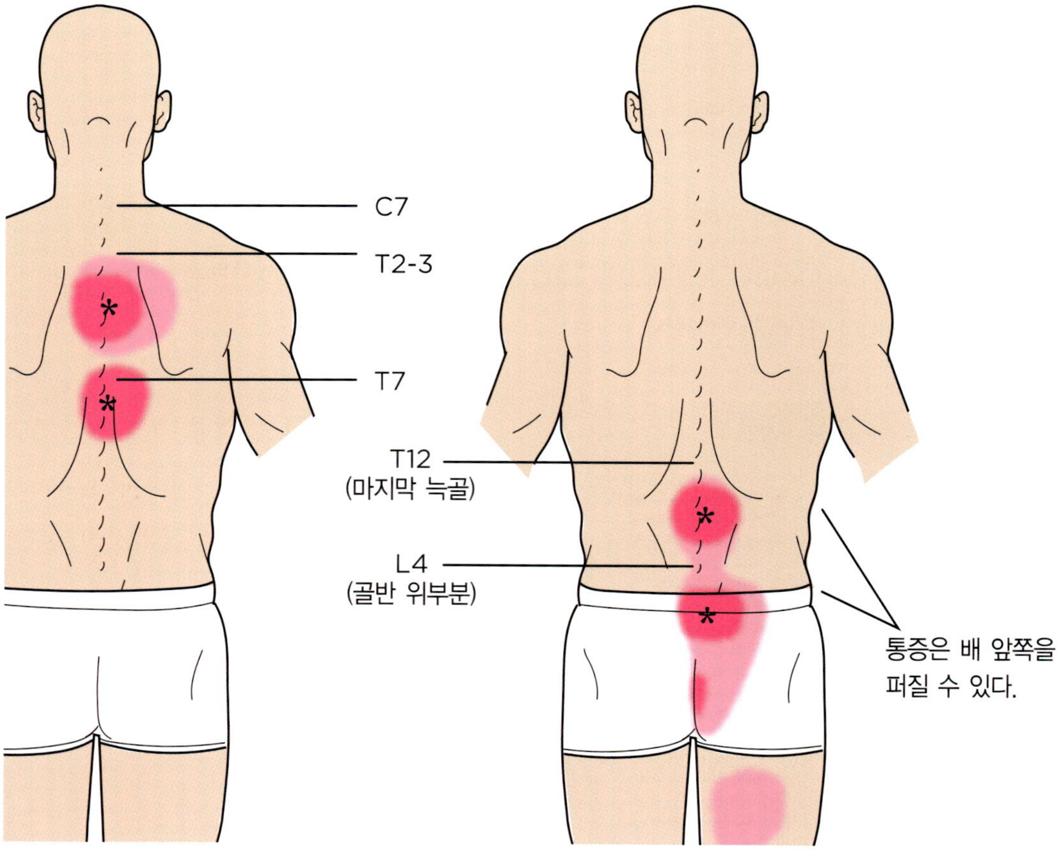

심부 척추주위근(Deep Paraspinals)

통증 부위 : 대부분 척주 부위에 직접 그리고 몸의 앞쪽으로 쏘는 듯한 통증이 있다. 몸통을 한쪽 또는 양쪽으로 돌리면 통증이 느껴진다.

동반 증상 : 통증때문에 등을 움직이는 것이 제한된다.

발병 원인 : 흔한 원인으로는 신체적 외상, 등을 구부리거나 비트는 동작 그리고 정상 보행에서 나타나는 문제이기도 하다. 오랫동안 앉아있어도 심한 통증이 유발될 수 있다.

방법 1 : 척추치료

- 이미 척주옆근육을 목표로 하고 있으므로 다른 부가적인 척추치료는 없다.

방법 2 : 신경프로싱

- Slumping for Health 신경프로싱(132쪽)을 하거나 4단계의 스웨덴 운동(Swedish movement)을 총 10회 반복한다.

방법 3 : 유발점 치료

- 머리를 서서히 아래로 내리고 허리를 구부려서 손으로 발가락을 만지는 동작을 한다. 이렇게 하면 여러개 척추분절이 동시에 움직이기 때문에 척추 주위 어느 부위가 긴장되는 것을 감지하게 된다.
- 척추뼈 바로 옆 움푹패인 부위에 Big Band Backnobber를 사용하여 압통부위를 눌러준다. 척추뼈 자체는 압박하지 말아야한다.
- 압통 부위마다 10-90초 동안 압박한다.

방법 4 : 서서히 움직인다.

- 무릎을 구부리고 발바닥을 바닥에 대고 척추는 반듯한 자세로 바닥에 앉는 것으로 시작한다. 손은 무릎 바로 아래 정강이를 감아잡는다.
- 다리로부터 멀리 등을 서서히 구부려서 근육을 늘려주고 다시 중립자세로 돌아온다.
- 등을 반대로 배가 나오도록 등를 뒤로 구부려서 근육을 수축시킨 후 중립자세로 돌어온다.
- 이러한 동작을 5회 반복한다.

치료가 필요한 다른 근육 : 얕은층 척주옆근육(110쪽)과 이 외에 드물게 엉덩허리근(Iliopsoas, 140쪽), 넙다리근막긴장근(Tensor fasciae latae, 136쪽), 넙다리곧은근(Rectus femoris, 138쪽), 큰가슴근(Pectoralis major, 114쪽), 작은가슴근(Pectoralis minor, 116쪽), 그리고 앞톱니근(Serratus anterior, 122쪽) 등이다.

Tip : 이것과 뒤통수밑근(Suboccipitals)은 통증유발점 치료를 시작하기 가장 좋은 장소이다. 이들은 전체신경계를 진정시키는데 도움을 준다.

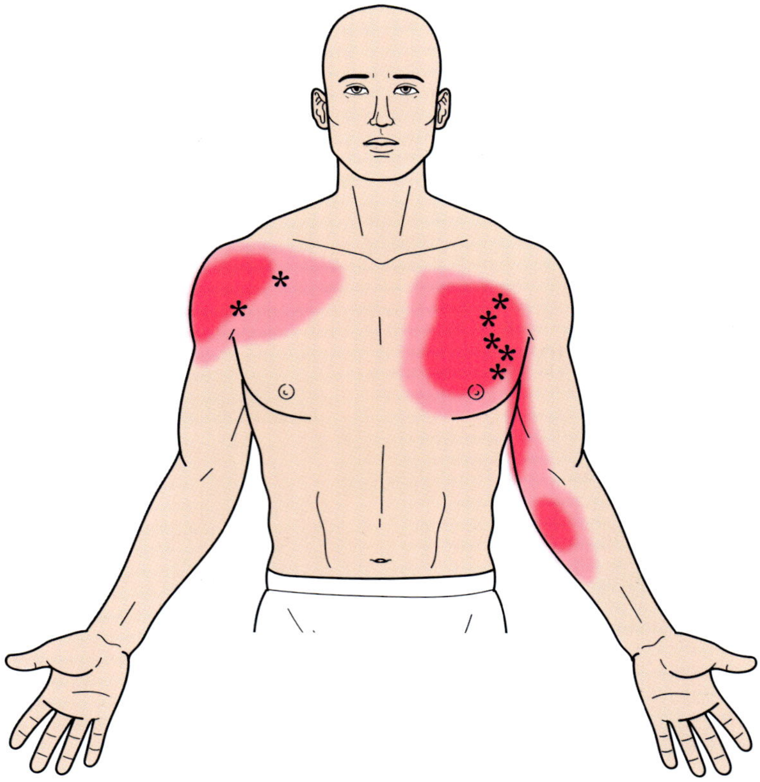

큰가슴근 (Pectoralis Major)

통증 부위 : 가슴과 어깨 앞쪽

동반 증상 : 주위 사람들이 체위가 이상하다고 말한다. 등을 바닥에 대고 누으면 통증이 있는 어깨가 바닥에 붙지 않는다.

발병 원인 : 스트레스를 받으면 어깨가 앞쪽으로 튀어나온다. 어깨를 떨어트린 상태로 장시간 운전을 하거나 컴퓨터 앞에 앉아 장시간 작업을 하면 발생할 수 있다.

방법 1 : 척추치료

- Bib Bend Backnobber (BBB) 또는 유사한 도구를 이용하여 일곱째 목뼈와 첫째 등뼈 바로 옆에 위치한 척주옆근육들을 압박한다.

방법 2 : 신경프로싱

- Slumping for Health 신경프로싱(132 쪽) 또는 Doorway step 신경프로싱(133쪽)을 시행한다.

방법 3 : 유발점 치료

- 빗장뼈 아래 가슴 부위에서 압통점을 테니스공, Thumbby 또는 Original Worm을 이용하여 압박한다.
- 각각의 압통 부위마다 10–90초 동안 압박한다.

방법 4 : 서서히 움직인다.

- 처음에는 이 운동방법이 복잡하게 보일 수 있다. 그러나 한번 시작하면 일단 지시대로 수행하면 금방 그 요령을 알 수 있다.
- 중립자세로 기립한 자세를 취한다. 몸 앞에서 손과 아래팔을 서로 대고 가볍게 누른다. 이 때 팔꿉을 굽히고, 손가락은 위로 향하게, 엄지손가락이 코 높이에 있도록 한다. 이것이 시작하는 자세이다.
- 근육을 신장시키기 위해 손을 위로 서서히 들어올리며 두 손은 서로 맞대고 누르고 있다가 자연스럽게 떨어질 때까지 유지한다.
- 팔은 서서히 그리고 가능한 높게 뻗는다. 가장 높이 뻗은 상태가 되면 손바닥을 앞쪽으로 향하게 돌린다.
- 신장된 근육을 원래대로 돌리기 위해 양손을 서서히 내리고 팔꿉은 굽혀서 아래를 향하게 한다. 양쪽 팔꿈치를 아래로 내리면서 가볍게 어깨뼈를 몸통에 붙이도록 한다.
- 일단 양쪽 팔꿈치가 완전히 아래로 내려왔으면 시작했던 자세로 되돌아간다.
- 이러한 동작을 5회 반복한다.

치료가 필요한 다른 근육 : 작은가슴근(Pectoralis minor, 116쪽), 앞톱니근(Serratus anterior, 122쪽), 얕은층 척주옆근육(Superficial paraspinals, 110쪽), 깊은층 척주옆근육(Deep paraspinals, 112쪽), 때로는 엉덩허리근(Iliopsoas, 140쪽), 넙다리근막긴장근(Tensor fasciae latae, 136쪽), 넙다리곧은근(Rectus femoris, 138쪽)을 치료하면 도움이 될 수 있다.

Tip : 가슴통증이 있으면 먼저 담당의사와 상의해서 원인을 알아보는 것이 기본 중 기본이다. 다른 이상이 없고 근막문제에 의한 통증이라는 것이 확인되기 전에는 절대로 압통점 치료는 삼가해야 한다.

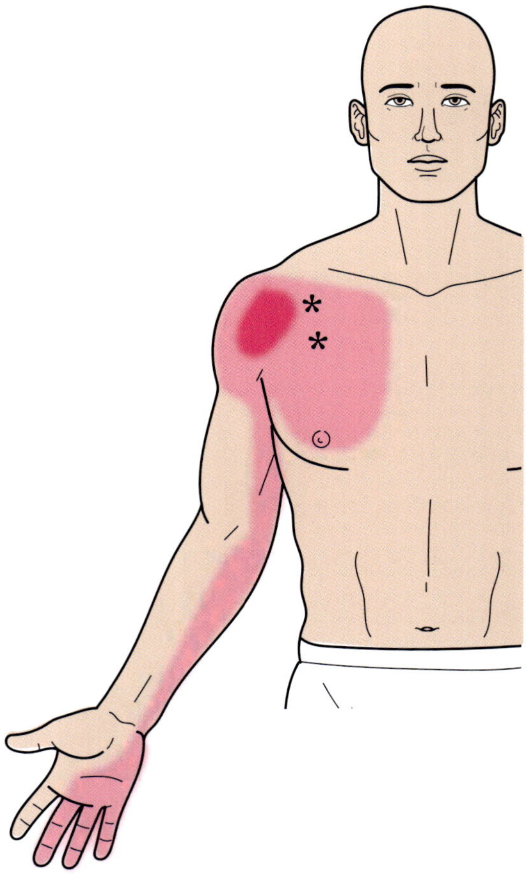

작은가슴근 (Pectoralis Minor)

통증 부위 : 어깨와 가슴 앞쪽, 팔 안쪽(1, 2, 3 손가락 포함)

동반 증상 : 팔 아래 쪽으로 무감각 및 저림증

발병 원인 : 스트레스를 받으면 어깨가 앞쪽으로 튀어나온다. 어깨를 떨어트린 상태로 장시간 운전을 하거나 컴퓨터 앞에 앉아 장시간 작업을 하면 발생할 수 있다.

방법 1 : 척추치료

- Bib Bend Backnobber (BBB), Acumasseur 또는 Thumbby를 이용하여 목의 아래 부위와 어깨뼈 위안쪽 부위(일곱째 목뼈와 첫째 등뼈 바로 옆)를 압박한다.

방법 2 : 신경프로싱

- Slumping for Health 신경프로싱(132쪽) 또는 Doorway step 신경프로싱(133쪽)을 시행한다.

방법 3 : 유발점 치료

- 빗장뼈 아래 가슴 부위에서 압통점을 테니스공, Thumbby 또는 Original Worm을 이용하여 압박한다. 위에 있는 큰가슴근을 옆으로 밀어낼 수 없으므로 이를 눌러서 보다 아래에 있는 작은가슴근이 압박되게 한다.
- 각각의 압통 부위마다 10 – 90초 동안 압박한다.

방법 4 : 서서히 움직인다.

- 처음에는 이 운동방법이 복잡하게 보일 수 있다. 그러나 한번 시작하면 일단 지시대로 수행하면 금방 그 요령을 알 수 있다.
- 중립자세로 기립한 자세를 취한다. 몸 앞에서 손과 아래팔을 서로 대고 가볍게 누른다. 이 때 팔꿉을 굽히고, 손가락은 위로 향하게, 엄지손가락이 코 높이에 있도록 한다. 이것이 시작하는 자세이다.
- 근육을 신장시키기 위해 손을 위로 서서히 들어올리며 두 손은 서로 맞대고 누르고 있다가 자연스럽게 떨어질 때까지 유지한다.
- 팔은 서서히 그리고 가능한 높게 뻗는다. 가장 높이 뻗은 상태가 되면 손바닥을 앞쪽으로 향하게 돌린다.
- 신장된 근육을 원래대로 돌리기 위해 양손을 서서히 내리고 팔꿉은 굽혀서 아래를 향하게 한다. 양쪽 팔꿈치를 아래로 내리면서 가볍게 어깨뼈를 몸통에 붙이도록 한다.
- 일단 양쪽 팔꿈치가 완전히 아래로 내려왔으면 시작했던 자세로 되돌아간다.
- 이러한 동작을 5회 반복한다.

치료가 필요한 다른 근육 : 큰가슴근(Pectoralis major, 114쪽), 앞톱니근(Serratus anterior, 122쪽), 얕은층 척주옆근육(Superficial paraspinals, 110쪽), 깊은층 척주옆근육(Deep paraspinals, 112쪽). 때로는 엉덩허리근(Iliopsoas, 140), 넙다리근막긴장근(Tensor fasciae latae, 136쪽), 넙다리곧은근(Rectus femoris, 138쪽)을 치료하면 도움이 될 수 있다.

Tip : 가슴 통증이 있으면 먼저 담당의사와 상의해서 이의 원인을 알아보아야 한다. 문제가 없고 근막문제로 인한 통증으로 확인되기 전에는 절대로 압통점의 치료는 삼가해야 한다.

신경프로싱(Nerve Floss) : 팔꿈치 구부리고 틀기

이 운동은 위쪽 갈비뼈를 덮고 있는 앞톱니근(Serratus anterior muscles)에 분포하는 긴가슴신경(Long thoracic nerve)을 프로싱한다(122쪽). 이런 프로싱 운동은 신경을 진정시키고 근긴장을 풀어주고 이와 연관된 근육에도 효과를 미친다.

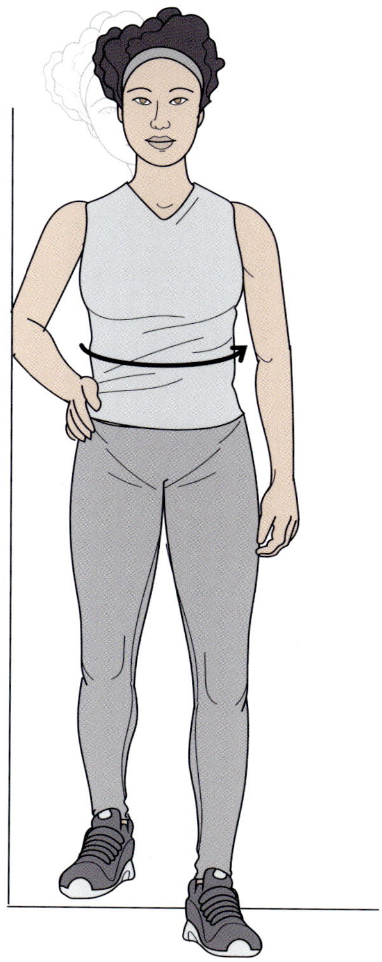

방법

- 치료하려고 하는 쪽 손을 엉덩이에 올리고 같은쪽 팔꿈치 가쪽을 문틀이나 벽에 대고 서있는다. 반대쪽 발은 한발 앞으로 내밀어서 치료하려는 쪽 발 앞으로 위치하게 한다.
- 숨을 들이마시면서 몸통 전체를 천천히 그리고 편안하게 문틀로부터 멀리 틀고 치료하고자 하는 쪽 귀를 어깨 쪽으로 떨어트린다. 가볍게 당기는 느낌이 있으면 중지한다.
- 숨을 내쉬면서 처음 시작했던 자세로 돌아온다. 이 운동은 서둘지 않고 천천히 시행해야 한다.
- 총 10회 반복한다.

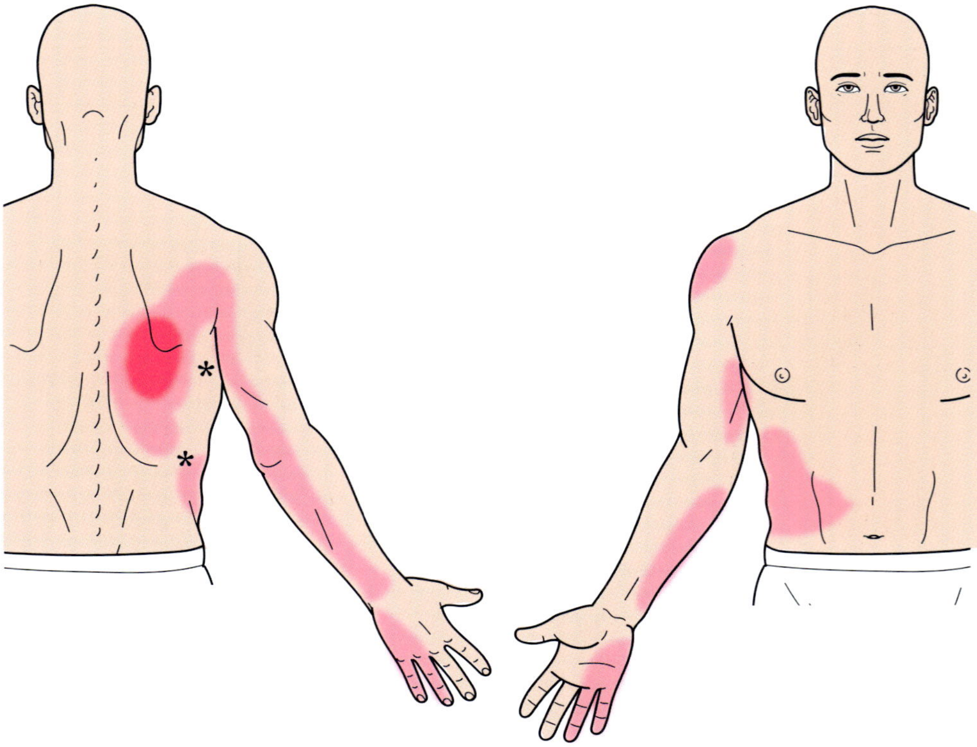

넓은등근 (Latissimus Dorsi)

통증 부위 : 어깨뼈 아래 및 때로는 팔의 안쪽을 따라서 발생

동반 증상 : 너무 죄이는 속옷을 입는 경우 또는 의자에서 일어나면서 손을 아래로 누를 때 통증이 있다.

흔한 원인 : 야구공 던지는 운동 또는 줄 잡아당기기. 자전차를 타고 가다가 차에서 떨어지지 않으려다 다치기도 한다.

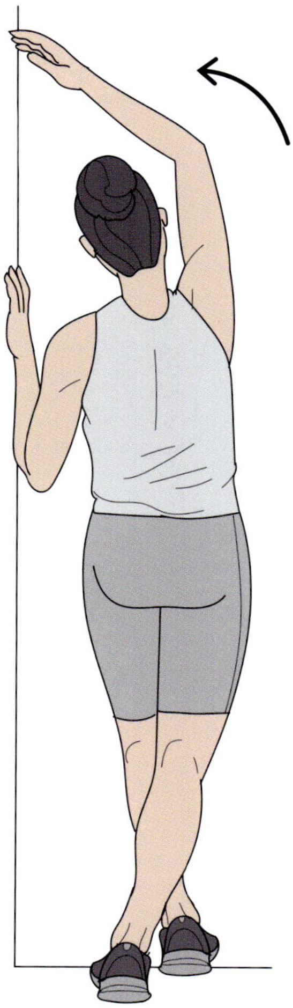

신장(Lengthen)

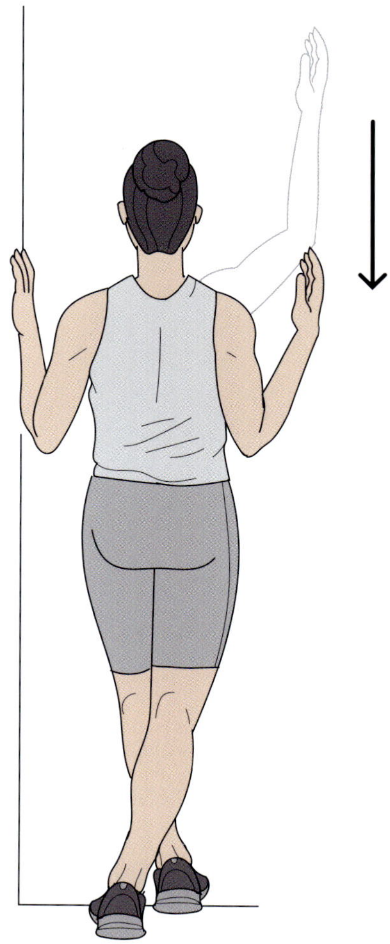

단축(Shorten)

방법 1 : 척추치료

- Bib Bend Backnobber(BBB), Acumasseur 또는 Thumbby를 이용하여 여섯째와 일곱째 목뼈, 그리고 첫째 등뼈 바로 옆에 위치한 척주옆근육들을 압박한다.

방법 2 : 신경프로싱

- Elbow Bend and Twist nerve floss(118쪽)를 사용하여 긴가슴신경(Long thoracic nerve) 프로싱을 시행한다.

방법 3 : 유발점 치료

- 손을 몸 옆에 위치시킨 후 손을 머리 위로 둥글게 구부려 올리고 곧게 펴진 팔꿈치가 귀 뒤에 있도록 한다. 이 때 등 중간이나 아래부위에서 긴장이 감지되면 이 부위가 통증유발점일 가능성이 높다.
- 압통 부위를 찾으면 가쪽 근육주름을 테니스공 또는 Original Worm, Acumasseur balls로 압박하거나 손가락으로 꼬집어 준다
- 이러한 압박을 각 압통 부위마다 10 – 90초 동안 지속한다.

방법 4 : 서서히 움직인다.

- 17 – 18쪽에 기술한 운동를 하거나 아래와 같은 운동을 한다.
- 중립자세로 서서 치료하지 않는 측의 몸을 벽에 가깝게 붙인다. 치료하지 않는 쪽 아래팔을 벽에 기댄다. 치료하는 쪽 팔은 팔꿉을 굽히고 손바닥이 몸을 향하게 한다. 치료하는 쪽 발은 반대쪽 발 뒤로 위치시킨다. 양측 발은 바닥에 맞닿아야 한다. 이것이 시작하는 자세이다.
- 근육을 신장시키기 위해 몸통을 서서히 벽으로부터 멀리 기울이고 어깨, 머리, 치료하려는 팔과 손바닥은 벽을 향하게 한다(다른 페이지 그림을 참조). 어깨는 앞쪽을 향해야 한다. 다음에 시작하는 자세로 되돌아간다.
- 근육을 단축시키기 위해 치료하는 쪽 팔을 아래로 내려서 팔 윗부분이 몸통에 붙도록 한다. 팔꿉은 굽히고 있어야 하고 손바닥은 당신을 향하고 있어야 한다. 시작했던 자세로 되돌아간다.
- 이러한 동작을 5회 반복한다.

치료가 필요한 다른 근육 : 앞톱니근(Serratus anterior, 122쪽), 때로는 큰가슴근(Pectoralis major, 114쪽), 작은가슴근(Pectoralis minor, 116쪽), 배빗근(Obliques, 130쪽)

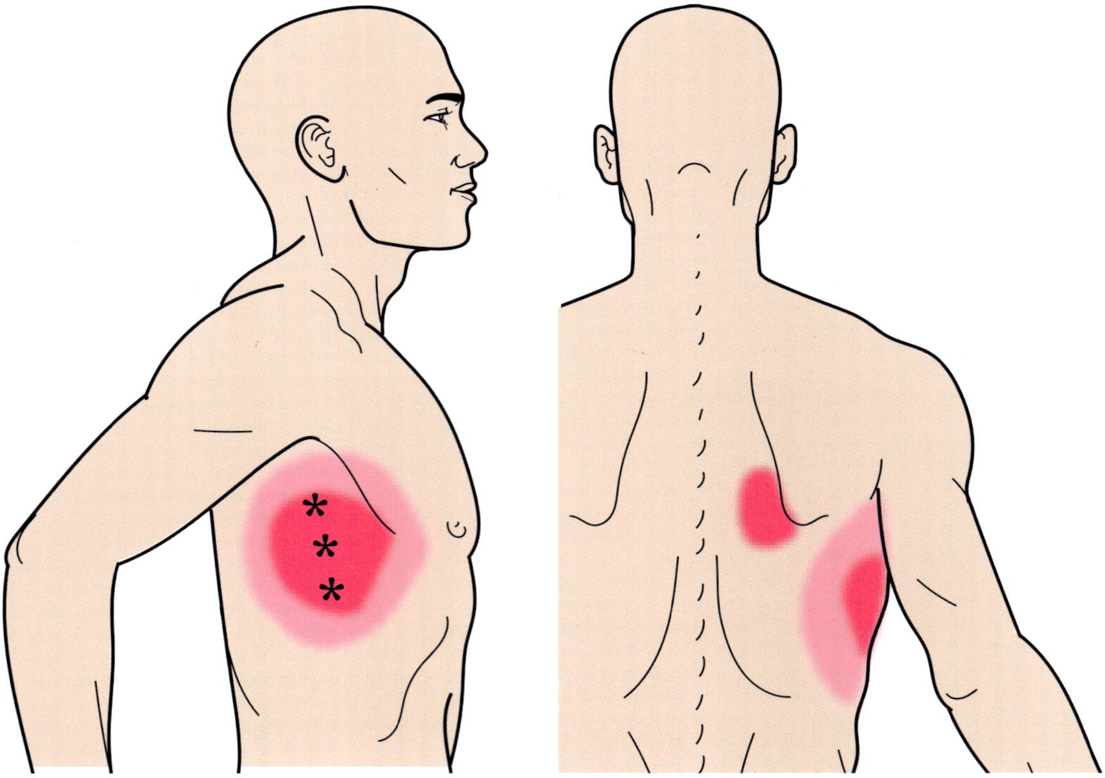

앞톱니근 (Serratus Anterior)

통증 부위 : 어깨뼈 안쪽 아래, 갈비뼈 가쪽, 위팔 안쪽

동반 증상 : 심호흡이 힘들고 달릴 때 옆구리 통증이 있다.

흔한 원인 : 고도의 스트레스, 불안, 지나치게 많은 푸쉬업, 장거리 달리기, 심한 기침

방법 1 : 척추치료

- Bib Bend Backnobber (BBB), Acumasseur 또는 Thumbby를 이용하여 다섯째 목뼈에서 일곱째 목뼈 바로 옆에 위치한 척주옆근육들을 압박한다.

방법 2 : 신경프로싱

- Elbow Bend and Twist nerve floss(118쪽)을 사용하여 긴가슴신경(Long thoracic nerve) 프로싱을 시행한다.

방법 3 : 유발점 치료

- 테니스공, 라켓볼 또는 Original Worn을 이용하여 갈비뼈 옆의 통증 부위를 압박한다(Acumasseur 볼을 사용해도 가능하다).
- 이러한 압박을 각 압통 부위마다 10-90초 동안 지속한다.

방법 4 : 서서히 움직인다.

- 쉬지 않고 이 운동을 수행한다(운동 자체가 멈춤이 된다). 지시사항이 복잡하게 보일 수 있지만 일단 지시에 따라 시작하면 곧바로 확실하게 알 수 있다.
- 중립자세로 기립한 자세를 취한다. 몸 앞에서 손과 아래팔을 서로 대고 가볍게 누른다. 이 때 팔꿉을 굽히고, 손가락은 위로 향하게, 엄지손가락이 코 높이에 있도록 한다. 이것이 시작하는 자세이다.
- 근육을 신장시키기 위해 손을 위로 서서히 들어올리며 두 손은 서로 맞대고 누르고 있다가 자연스럽게 떨어질 때까지 유지한다.
- 팔은 서서히 그리고 가능한 높게 뻗는다. 가장 높이 뻗은 상태가 되면 손바닥을 앞쪽으로 향하게 돌린다.
- 신장된 근육을 원래대로 돌리기 위해 양손을 서서히 내리고 팔꿉은 굽혀서 아래를 향하게 한다. 양쪽 팔꿈치를 아래로 내리면서 가볍게 어깨뼈를 몸통에 붙이도록 한다.
- 일단 양쪽 팔꿈치가 완전히 아래로 내려왔으면 시작했던 자세로 되돌아간다.
- 이러한 동작을 5회 반복한다.

치료가 필요한 다른 근육 : 때로 큰가슴근(Pectoralis major, 114쪽), 작은가슴근(Pectoralis minor, 116쪽)의 통증이 여기와 연관될 수 있다.

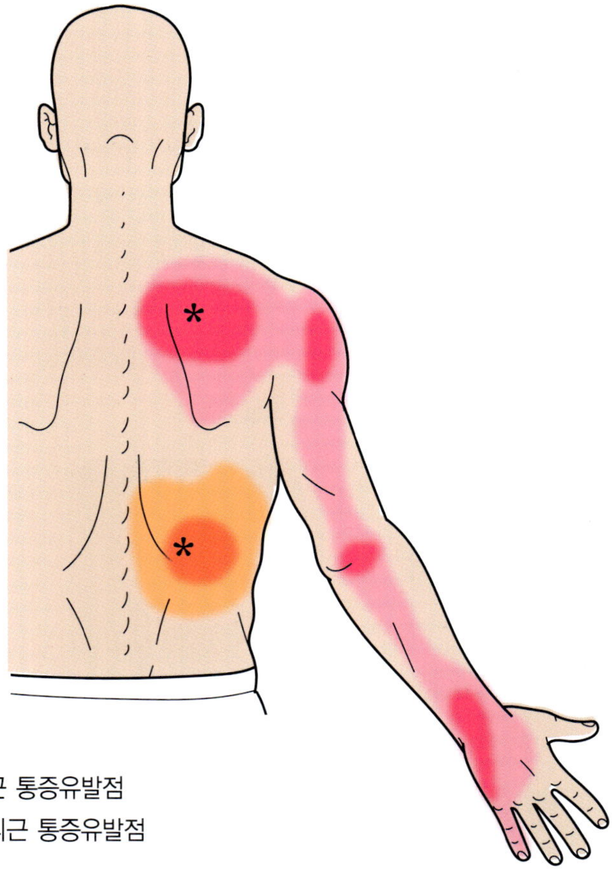

위뒤톱니근, 아래뒤톱니근 (Serratus Posterior Superior, Inferior)

통증 부위 : 열두째 갈비뼈 아래쪽, 정확하게 콩팥이 있는 위치와 어깨뼈 뒤쪽. 통증은 깊은 곳에서 느껴진다.

동반 증상 : 위쪽 근육(위뒤톱니근, serratus posterior superior)의 경우에는 심호흡을 하거나 어깨뼈를 대고 눕기가 힘들 수 있다. 아래쪽 근육(아래뒤톱니근, serratus posterior inferior)인 경우에는 몸통을 돌리면 당기는 느낌이 있고 천정에 페인트칠을 하는 자세처럼 허리를 뒤쪽으로 기울이면 통증이 있다.

흔한 원인 : 구부리거나 비트는 운동

방법 1 : 척추치료

- 어깨뼈 위부위와 척주 사이(첫째에서 넷째 등뼈), 어깨뼈 아래 갈비뼈 부위(아홉째에서 열두째 등뼈)에 있는 얕은층 및 깊은층 척주옆근육들을 동시에 눌러준다.

방법 2 : 신경프로싱

- Slumping for Health 신경프로싱을 시행한다(132쪽).

방법 3 : 유발점 치료

- 유발점을 찾으려면 몸통을 틀어서 아래쪽 갈비뼈 부위에서 당기는 느낌이 있는지 알아본다.
- 의자에 앉아서 발바닥은 바닥에 납작하게 대고 팔은 가슴을 가로질러 당겨서 척주와 어깨뼈 위부분 사이에 위치한 위뒤톱니근 보이게 한다. 아래뒤톱니근은 어깨뼈와 척주옆근육 사이의 아래쪽 갈비뼈 부위에 있다.
- 테니스공, 라켓볼, Big Bend Backnobber 또는 Original Worn을 이용하여 통증 부위를 압박한다. 이러한 근육 유발점은 통증이 심하다.
- 이러한 압박을 각 압통 부위마다 10-90초 동안 지속한다.

방법 4 : 서서히 움직인다.

- 4가지 방법을 모두 수행하고 등을 마치 널판지처럼 곧바로 세운자세를 유지한다.
- 근육을 신장시키기 위해 양쪽 손바닥을 바닥에 대고 등을 둥굴게 굽힌다. 중립자세로 되돌린다.
- 근육을 단축 시키기 위해서 머리를 들어올리고 복부를 돌려서 중립자세로 되돌아간다.
- 이러한 동작을 5회 반복한다.

치료가 필요한 다른 근육 : 때로 마름근(Rhomboids, 64쪽), 목갈비근(Scalenes, 52쪽)을 치료하면 도움이 될 수 있다.

Tip : 아래뒤톱니근(Serratus posterior inferior)은 골다공증이 있으면 치료하지 말고 먼저 의사와 이야기 해보아야 한다.

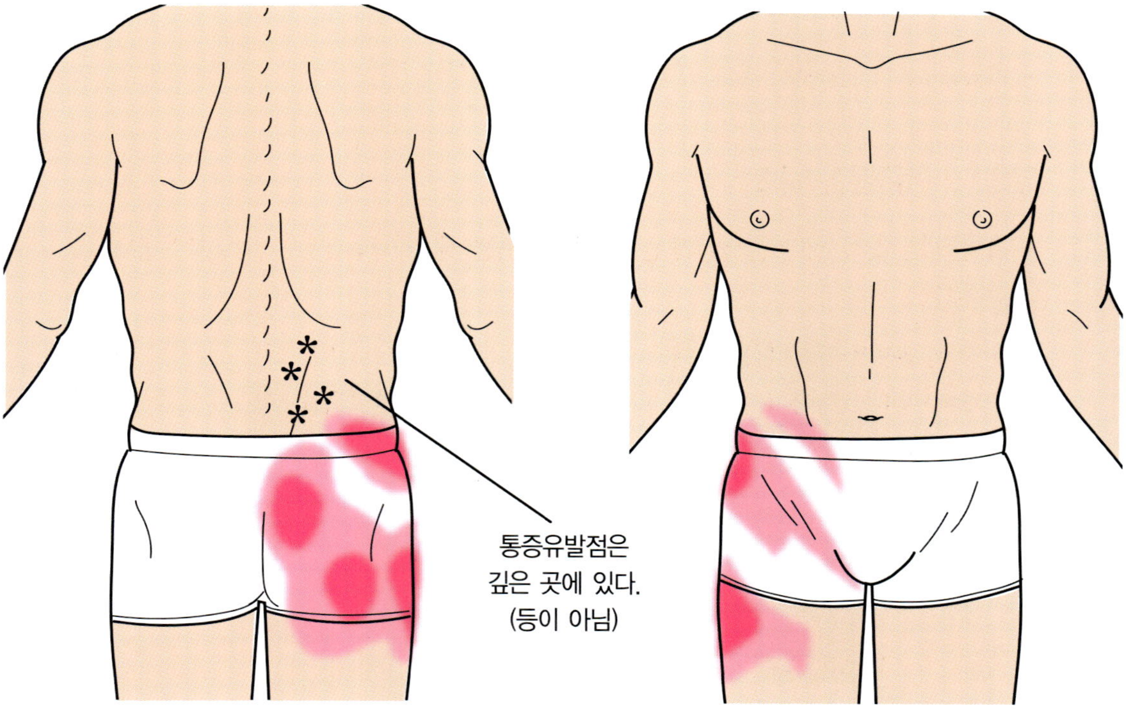

허리네모근 (Quadratus Lumborum)

통증 부위 : 엉덩이 (Hip), 볼기 (Buttock)

동반 증상 : 반듯하게 서기가 힘들다. 이 근육에 문제가 있으면 화장실에 갈 때 손, 무릎을 바닥에 대고 기어가기도 한다.

흔한 원인 : 교통사고, 추락

방법 1 : 척추치료

- Bib Bend Backnobber (BBB) 또는 비슷한 기구를 이용하여 열두째 등뼈 및 첫째에서 넷째 허리뼈 바로 옆에 위치하고 있는 얕은층 및 깊은층 척주옆근육들을 압박한다.

방법 2 : 신경프로싱

- Slumping for Health 신경프로싱을 시행한다(132쪽).

방법 3 : 유발점 치료

- 유발점을 찾기 위해 갈비뼈와 골반 상부 사이를 시술자 측에서 손가락으로 압박하면 통증을 느끼게 된다.
- 이러한 유발점에는 기구를 사용하지 않는다. 대신에 팔받침대가 있는 의자에 앉아서 손가락으로 압박을 할 때 팔을 받침대에 기대고 한다. 보다 강함 압박이 필요하면 더 강하게 압박하지 말고 치료하지 않는 쪽으로 기울여서 하도록 한다(오른쪽에서 조작하고 있다면 왼쪽으로 기울인다).
- 이러한 압박을 각 압통 부위마다 10 – 90초 동안 지속한다.

방법 4 : 서서히 움직인다.

- 아래 방법의 운동에 추가해서 배빗근 접근(130쪽)의 방법 2에 나와있는 신경프로싱을 시도한다.
- 의자에 중립자세로 양측 손가락을 서로 깍지낀 상태로 무릎 위에 오려놓는다.
- 손가락은 서로 깍지낀 상태에서 팔이 외측을 향하게 하여 양손을 서서히 위로 올린다.
- 근육을 늘려주는 목적으로 손가락은 깍지낀 상태에서 한쪽 팔을 위로 밀어준다. 이후 중앙으로 되돌린다.
- 근육을 단축시키기 위해 반대측 팔을 손가락은 깍지낀 상태에서 위로 눌러준다. 이후 중립자세로 다시 돌아간다
- 이러한 동작을 5회 반복한다.

치료가 필요한 다른 근육 : 엉덩허리근(Ilipsoas, 140쪽), 때로 넙다리근막긴장근(Tensor fasciae latae, 136쪽), 넙다리곧은근(Rectus femoris, 138쪽)

Tip : 이 근육에는 손가락 끝만 이용하는 것이 매우 중요하다. 마사지 기구를 사용하면 갈비뼈 골절이 발생할 수 있다!

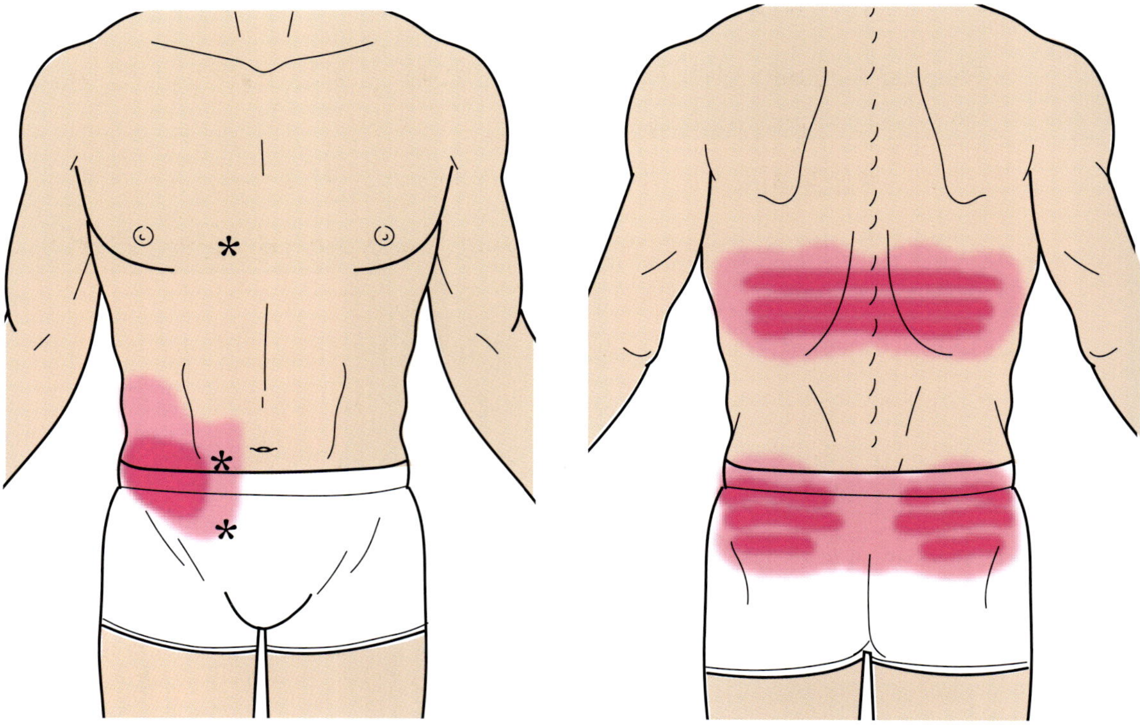

배곧은근(Rectus Abdominis)

통증 부위 : 아래뼈 갈비뼈를 가로질러 그리고 등에 발생

동반 증상 : 오심, 구토, 흉통, 경련통

흔한 원인 : 스트레스, 내장 이상(소화성 궤양, 촌충), 신체적 외상(미끄러짐, 추락 외에 생명을 구하는 수술도 외상에 해당)

방법 1 : 척추치료

- Bib Bend Backnobber (BBB) 또는 비슷한 기구를 이용하여 어깨뼈 아래 T7–T12 척추뼈에 해당하는 갈비뼈 부위의 척추옆근육을 압박한다.

방법 2 : 신경프로싱

- 마치 테이블과 같이 양측 4개 손가락을 바닥에 대고 등을 펴고 엎드린다(손가락으로 할 수 없으면 테이블에 팔을 대고 자세을 취해도 된다).
- 팔이 바닥에 납작하게 놓인 상태에서 마치 겁먹은 고양이처럼 서서히 등을 아치형으로 구부렸다가 다시 제자리로 되돌린다.
- 다음에는 반대로 한다. 서서히 머리는 들면서 등을 아래 바닥 방향으로 구부렸다가 제자리로 되돌린다.
- 이러한 동작을 10회 반복한다.

방법 3 : 유발점 치료

- 중립자세로 서서 손은 골반에 붙이고 살짝 뒤로 기울인다. 근긴장이 어디에서 생기는지 감지할 수 있어야 한다.
- 복부에서 근육긴장이 감지된 부위를 손가락을 선상으로 하여 압박한다. 배로 숨을 깊게 쉬고 중지하고 있으면 압통 부위 찾는 것이 더 용이하다.
- 이러한 유발점에는 기구를 사용하지 않는다. 대신에 팔받침대가 있는 의자에 앉아서 손가락으로 압박을 할 때 팔을 받침대에 기대고 하도록 한다. 보다 강함 압박이 필요하면 더 강하게 압박하지 말고 치료하지 않는 측으로 기울여서 하도록 해야한다(우측에서 조작하고 있다면 좌측으로 기울인다).
- 이러한 압박을 각 압통 부위마다 10 – 90초 동안 지속한다.

방법 4 : 서서히 움직인다.

- 방법 2에 나와있는 신경프로싱을 5회 시행한다.

치료가 필요한 다른 근육 : 배빗근(Obliques, 130쪽), 때로 넙다리근막긴장근(Tensor fasciae latae, 136쪽), 넙다리곧은근(Rectus femoris, 138쪽)

Tip : 복부 통증이 있는 경우에는 의사와 상당해야 한다. 특히 설사, 구토, 월경통이 있는 경우에 필요하다. 유발점이 관련되었을 수도 있지만 내과적 치료가 필요한 위궤양, 맹장염 같은 심각한 내과적 질환이 있을 수 있다.

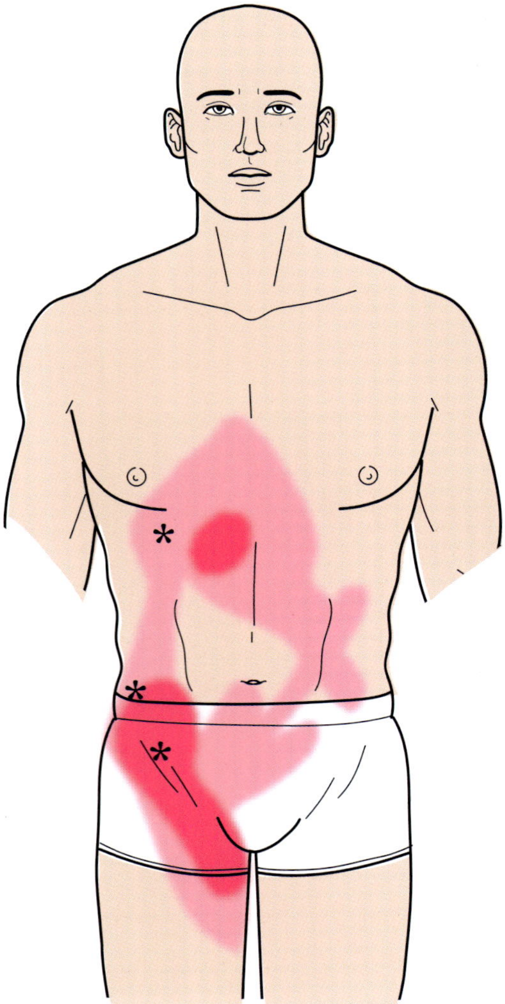

배빗근 (Obliques)

통증 부위 : 복부 어느 곳에서든 발생한다. 아래로는 샅부위, 고환부위까지 해당

동반 증상 : 가슴앓이, 트림

흔한 원인 : 정신적 스트레스, 궤양 또는 충수염과 같은 복부질환, 신체적 외상

방법 1 : 척추치료

- Bib Bend Backnobber (BBB) 또는 비슷한 기구를 이용하여 어깨뼈 아래 T8 – T12 척추뼈에 해당하는 갈비뼈 부위의 척추옆근육을 압박한다.

방법 2 : 신경프로싱

- 중립자세로 앉은 자세에서 시작한다.
- 천천히 숨을 내쉬면서 몸통을 좌측으로 틀었다가 되돌린다.
- 천천히 숨을 내쉬면서 몸통을 우측으로 틀었다가 되돌린다.
- 이런 동작을 10회 반복한다.

방법 3 : 유발점 치료

- 테니스 공 또는 Thumbby를 사용하여 하부 갈비뼈의 유발점을 압박한다.
- 이러한 압박을 각 압통 부위마다 10 – 90초 동안 지속한다.

방법 4 : 서서히 움직인다.

- 방법 2에 나와있는 신경프로싱을 5회 시행한다.

치료가 필요한 다른 근육 : 배곧은근 (Rectus abdominis 128쪽), 엉덩허리근 (Iiopsoas, 140쪽) 때로는 넙다리근막긴장근 (Tensor fasciae latae, 136쪽), 넙다리곧은근 (Rectus femoris, 138쪽)

Tip : 복부 통증이 있는 경우에는 의사와 상담해야 한다. 특히 설사, 구토, 월경통이 있는 경우에 필요하다. 유발점이 관련되었을 수도 있지만 내과적 치료가 필요한 위궤양, 맹장염 같은 심각한 내과적 질환이 있을 수 있다.

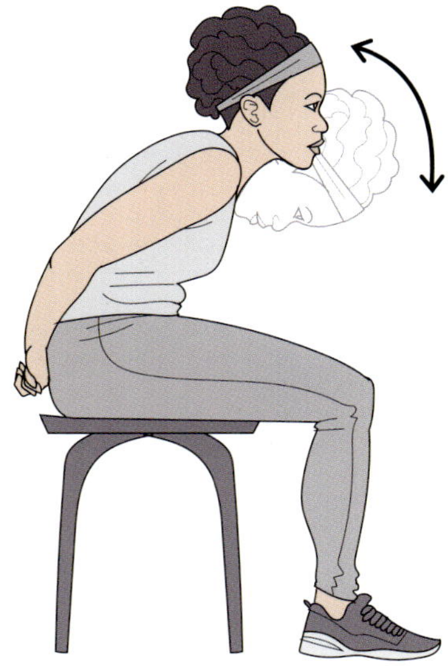

신경프로싱 : 건강을 위한 허리 구부리기

이 운동은 척추 운동분절에 각각에서 척추옆근육에 분포하고 있는 신경 주위의 유착을 깨끗하게 해준다(110 – 112쪽) – 척추뼈 양쪽 옆면을 따라 위치하고 이 교과서의 거의 모든 각각의 입문 방법 1에서 마사지 해주는 근육이다. 신체의 모든 근육을 지배하는 신경은 척추를 경유하여 뇌와 연결되어 있기 때문에 이와 같은 신경프로싱은 척추옆근육 뿐만이 아니라 신체전체에 영향을 미치기 때문이다.

지시사항

- 어깨를 앞으로 동그랗게 하고 고개를 떨어트린 자세로 의자에 앉는다. 양손은 허리 뒤로 해서 모아 주고 한쪽 손으로 반대측 손의 팔목을 가만히 잡는다.
- 허리 구부린 자세를 유지하고 숨을 들어마시면서 천천히 고개를 위로 들어올리고 천정을 바라본다.
- 숨을 내쉬면서 서서히 머리를 아래로 내려서 시작한 위치로 되돌린다. 어디든지 당기는 느낌이 있다면 이곳이 바로 근육이 정상적으로 움직이지 못하는 부위이다.
- 이러한 것을 10회 반복한다.

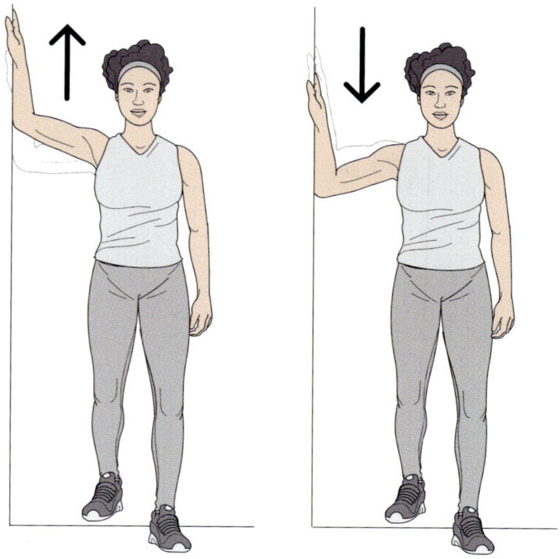

신경프로싱 : 창문 걸음 (Doorway Step)

이 운동은 큰가슴근 및 작은가슴근(Pectoralis major, minor)에 분포하는 가쪽 및 안쪽 가슴근신경[Lateral(114쪽) and Medial(116쪽) pectoral nerves]을 프로싱 해준다.

지시사항

- 출입구 또는 벽 옆에 서서 치료하고자 하는 상지를 문틀이나 벽에 기댄다. 병변쪽 다리를 몸보다 약간 뒤로 하고 반대측 발은 약간 앞으로 위치시킨다. 치료하는 쪽 팔을 들어올려서 팔꿉을 90도로 구부리고 아래팔(Forearm)을 문틀이나 벽에대고 팔꿈치를 어깨 높이에 유지한다.
- 앞쪽 다리를 구부리고 치료하는 쪽의 어깨 방향으로 머리를 기울이며 가슴근이 약간 당기는 느낌이 들게한 후에 다시 원위치로 돌아온다.
- 아래팔을 벽을 따라 약간 들어올려 팔꿈치가 어깨 위로 올라가게 하는 운동을 서서히 반복한다.
- 아래팔을 벽을 따라 약간 내려서 팔꿈치가 어깨 아래로 내려가게 하는 운동을 서서히 반복한다.
- 총 10회 반복한다. 이것이 치료하고자 하는 쪽에서 프로싱을 위한 기본이지만 양쪽을 시행하는 것이 제일 좋다.

CHAPTER 7

엉덩이, 넓적다리
(Hips and Upper Legs)

운동 손상, 낙상, 엉치엉덩관절 기능장애(엉덩관절 문제들) 그리고 척추에서의 디스크나 관절의 문제들 같은 허리상태를 포함한 많은 것들이 통증유발점을 만들 수 있다. 이러한 상태들에서 완전한 회복을 위해서는 자가치료가 필수적이며 이번 장에서는 그 방법들에 대해서 소개할 것이다.

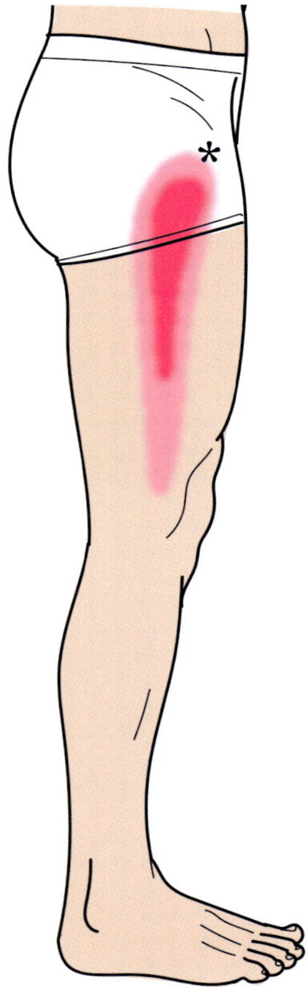

넙다리근막긴장근 [Tensor Fasciae Latae (TFL)]

통증 부위 : 엉덩이, 넓적다리 가쪽

동반 증상 : 옆으로 자는데 어려움, 허리 통증, 넓적다리 가쪽의 무감각

흔한 원인 : 태아 자세로 자거나, 키가 큰 사람이 낮은 사무실 의자에 앉거나 학생들 의자에 자주 앉는 선생님처럼 엉덩이보다 무릎이 높게 앉는 자세

방법 1 : 척추치료

- Big Bend Backnobber, Original Worm, 또는 tennis ball을 이용하여 L4 – S1과 바로 인접한 허리의 척주옆근육들을 압박한다.

방법 2 : 신경프로싱

- Heel to Butt nerve floss 방법을 이용하여 넙다리신경(Femoral nerve)을 프로싱한다 (157쪽).

방법 3 : 유발점 치료

- 치료하는 측 바로 앞쪽에 있는 엉덩뼈를 찾는다 – 위앞엉덩뼈가시[Anterior superior iliac spine(ASIS)]. 이 뼈의 바깥쪽 그리고 아래 1 – 2인치 정도에서 압통점을 찾을 수 있다.
- 근육과 문틀 혹은 벽 사이에 테니스공이나 Original Worm을 끼운다. 얼굴이 벽에 닿지 않도록 몸의 반대 측을 비스듬히 한다.
- 각 압통점에 이러한 압박을 10 – 90초 동안 지속한다.

방법 4 : 서서히 움직인다.

- 균형을 위해 벽 옆에 중립으로 서있는 자세에서 시작한다.
- 다리는 제자리에 유지한 채로 몸통을 치료 측으로부터 멀리 부드럽게 돌려 근육을 신장시킨다.
- 중립자세로 돌아온다.
- 다리는 제자리에 유지한 채로 몸통을 치료 측 방향으로 부드럽게 돌려 근육을 수축시킨다.
- 중립자세로 돌아온다.
- 총 5회 반복한다.

치료가 필요한 다른 근육 : 때때로 엉덩허리근(Iliopsoas, 140쪽), 넙다리곧은근(Rectus femoris, 138쪽)으로 연관통을 일으킨다.

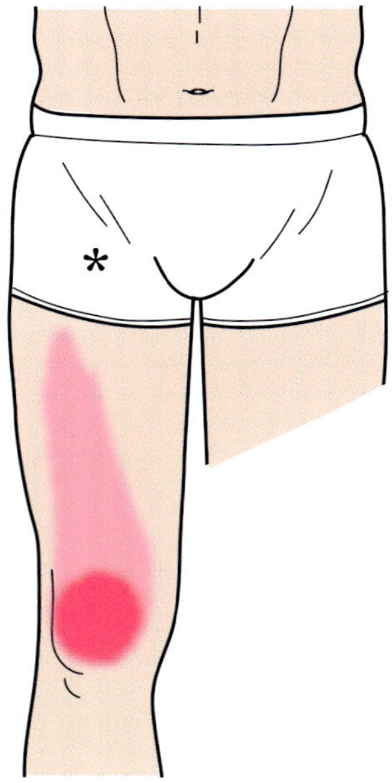

넙다리곧은근 (Rectus femoris)

통증 부위 : 무릎 앞부분

동반 증상 : 허리 통증, 계단을 내려가는 동작이 어려움

흔한 원인 : 낙상, 스키 사고

방법 1 : 척추치료

- Big Bend Backnobber 또는 유사한 도구를 이용하여 L2-L4와 바로 인접한 허리의 척주옆근육들을 압박한다.

방법 2 : 신경프로싱

- Heel to Butt nerve floss 방법을 이용하여 넙다리신경(Femoral nerve)을 프로싱한다 (157쪽).

방법 3 : 유발점 치료

- 서서 발뒤꿈치를 엉덩이 쪽으로 부드럽게 당기면 꽉 조이는 부위가 느껴질 것이다.
- 치료하는 쪽 볼기뼈에서 앞쪽으로 톡 튀어나온 부분을 찾는다 – 이 부분은 위앞엉덩뼈가시 [Anterior superior iliac spine (ASIS)]라고 부른다. 앞넙다리부위 중앙 1–2인치 아래에서 압통점을 찾을 수 있다.
- 테니스공이나 Original Worm을 이용하여 각 압통점에 10–90초 동안 압박을 지속한다.

방법 4 : 서서히 움직인다.

큰볼기근 (Gluteus maximus, 146쪽) 항목의 방법 4를 시도하거나 아래의 동작을 사용한다.

- 치료 측 다리가 침대 가장자리에 가깝게 침대에 누워서 시작한다(아래의 그림 참조).
- 치료 측 다리를 침대 가장자리에 부드럽게 걸쳐 근육을 신장시킨다. 중립자세로 돌아온다.
- 치료 측 무릎을 구부리고 손으로 반대편 어깨 쪽으로 부드럽게 당겨 근육을 수축시킨다. 중립자세로 돌아온다.
- 총 5회 반복한다.

치료가 필요한 다른 근육 : 넙다리근막긴장근 (Tensor Fasciae Latae, 136쪽), 넓은근 (Vastus muscles, 142쪽), 엉덩허리근 (Iliopsoas, 140쪽)의 치료가 도움이 된다.

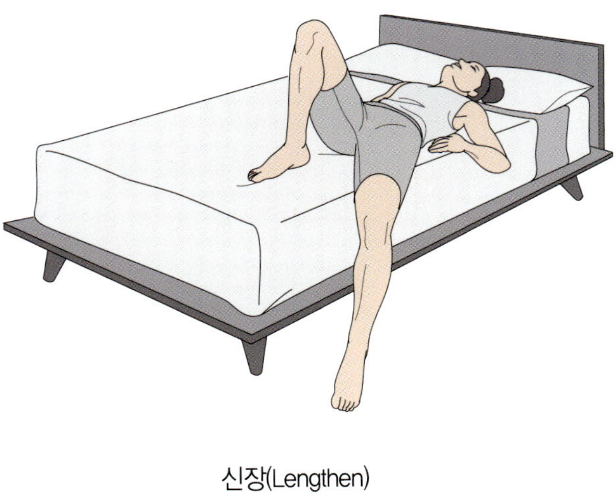

신장(Lengthen)

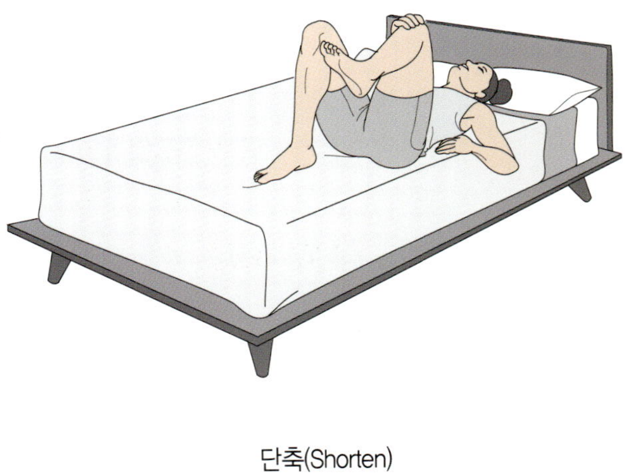

단축(Shorten)

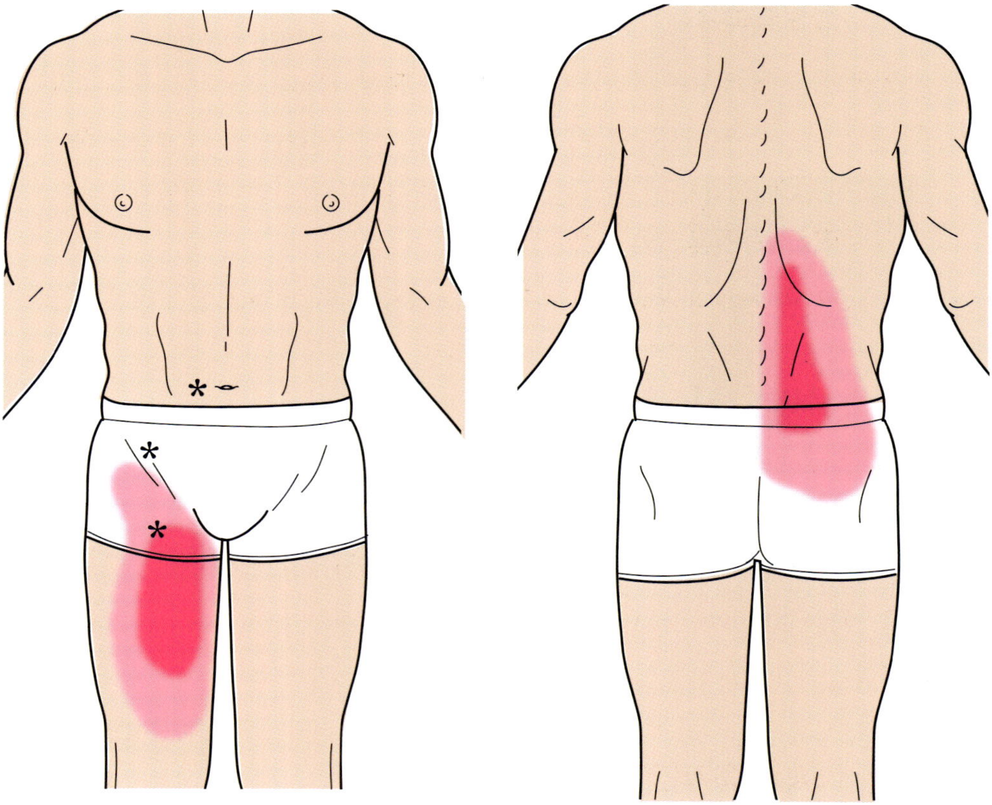

엉덩허리근 (Iliopsoas)

엉덩근, 큰허리근 (Iliacus, Psoas major)

통증 부위 : 척추 아래쪽 또는 넓적다리 앞쪽 윗부분

동반 증상 : 넓적다리 가쪽의 저린감, 의자에서 일어나기가 어려움, 허리를 곧게 펼 수 없음

흔한 원인 : 물리치료사에게 윗몸일으키기 운동을 처방받은 뒤로 심한 허리 통증이 생긴 환자를 경험했다. 환자는 30개 정도를 하면 좋았지만 최대 75개 정도하면 통증이 심해진다고 했다. 하루 50개 정도로 제한한 후 환자의 통증은 해결되었다.

방법 1 : 척추치료

- Big Bend Backnobber 또는 유사한 도구를 이용하여 L2–L4와 바로 인접한 허리의 척주옆근육들을 압박한다.

방법 2 : 신경프로싱

- Heel to Butt nerve floss 방법을 이용하여 넙다리신경(Femoral nerve)을 프로싱한다 (157쪽).

방법 3 : 유발점 치료

- 유발점 확인을 위해 침대에 앉아서 치료 측 다리를 침대의 옆면에 걸치고 반대쪽 다리의 무릎을 가슴으로 당긴다. 치료 측 다리가 침대에 잘 걸쳐있으면 괜찮지만, 공중에 떠 있다면 근육이 너무 긴장한 상태이다.
- 압통점을 찾았으면 문틀에 서서 배꼽과 치료 측 위앞엉덩뼈가시(ASIS) 사이에 중간 크기의 공을 넣는다. 공은 테니스공보다는 크고 배구공보다는 작아야 한다.
- 런지 스트레칭을 하는 것처럼 치료하지 않는 발을 문을 통과시킨다. 압통점에 압력이 가해지도록 공을 몸과 문틈 사이에 위치시켜야 한다.
- 각 압통점에 10-90초 동안 압박을 지속한다.

방법 4 : 서서히 움직인다.

- 큰허리근(Psoas major)의 경우 치료 측 다리를 뒤로하고 반대편 다리를 앞쪽으로 하여 펜서자세("Fencer" position)로 선다. 엉덩근(Iliacus)의 경우 같은 자세를 취하되 뒤쪽 다리를 돌려 발이 안쪽을 향하도록 한다(균형을 잡기 위해 무언가를 붙잡아야 할 수도 있다).
- 살짝 당기는 느낌이 들 때까지 앞쪽 다리를 부드럽게 구부리고 골반 앞쪽을 하늘 쪽으로 기울여서 근육을 신장시킨다. 중립자세로 돌아온다.
- 엉덩이에서 몸통을 앞쪽으로 부드럽게 구부려 근육을 수축시킨다.
- 중립자세로 돌아온다.

치료가 필요한 다른 근육 : 넙다리근막긴장근(Tensor Fasciae Latae, 136쪽), 넙다리곧은근(Rectus femoris, 138쪽), 그리고 가끔 허리네모근(Quadratus lumborum, 126쪽)

Tip : 22쪽의 호흡운동 중 하나를 같이한다.

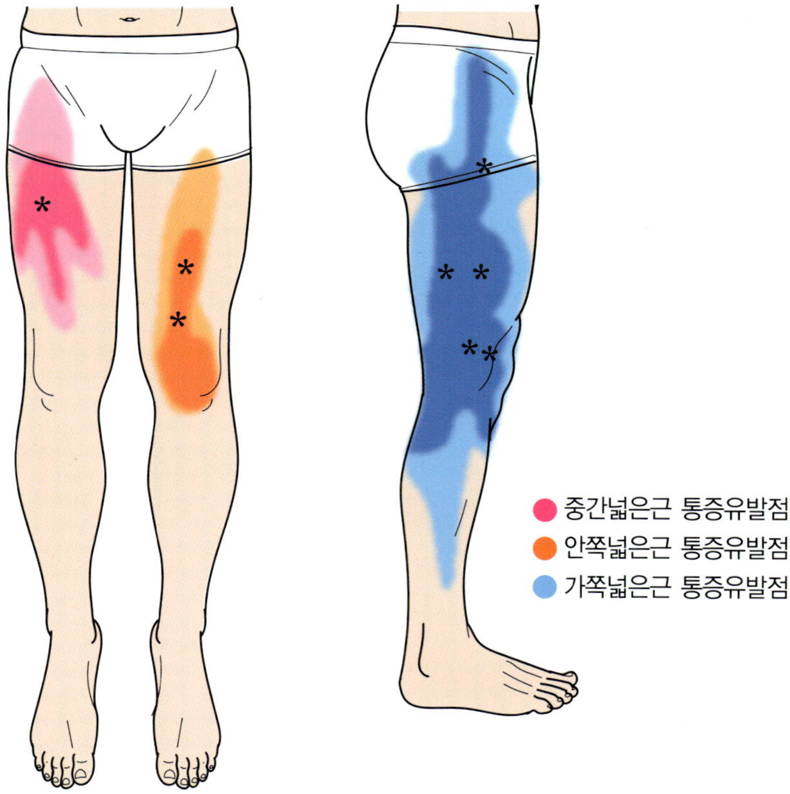

넓은근 (Vastus Muscles)

안쪽넓은근, 가쪽넓은근, 중간넓은근

(Vastus Medialis, Vastus Lateralis, Vastus Intermedius)

통증 부위 : 무릎과 넓적다리의 안쪽 가쪽 양쪽

동반 증상 : 무릎이 휘거나(무릎 안쪽에 유발점) 무릎이 굳음(가쪽에 유발점)

흔한 원인 : 태클을 당하거나, 낙상, 무릎을 차임

방법 1 : 척추치료

- Big Bend Backnobber 또는 유사한 도구를 이용하여 L2-L4와 바로 인접한 허리의 척주옆근육들을 압박한다.

방법 2 : 신경프로싱

- Heel to Butt nerve floss 방법을 이용하여 넙다리신경(Femoral nerve)을 프로싱한다 (157쪽).

방법 3 : 유발점 치료

- 등을 대고 누워서 발뒤꿈치를 엉덩이 쪽으로 가져온 자세로 시작한다. 근육이 건강하다면 뒤꿈치로 엉덩이를 만질 수 있다. 할 수 없다면 긴장이 느껴지는 부위를 주목한다.
- 긴장이 느껴지는 부위에서 유발점을 찾는다. 무릎의 앞안쪽이나 넓적다리 가쪽 전체에서 유발점을 찾는다.
- Tiger Tail 또는 Acumasseur를 이용하여 이 부위를 압박한다. 팔꿈치를 이용하거나(무릎 안쪽을 압박하는 경우) 테니스공을 놓고 옆으로 누워 압박할 수도 있다(넓적다리 가쪽을 압박하는 경우).
- 각 압통점에 10 - 90초 동안 압박을 지속한다.

방법 4 : 서서히 움직인다.

그림은 139쪽 넙다리곧은근(Rectus femoris) 항목을 참조

- 치료 측 다리가 침대의 가장자리에 가깝게 누운 자세로 시작한다.
- 치료 측 다리를 침대 가장자리에 부드럽게 걸쳐 근육을 신장시킨다. 중립자세로 돌아온다.
- 치료 측 무릎을 구부리고 손으로 반대편 어깨 쪽으로 부드럽게 당겨 근육을 수축시킨다. 중립자세로 돌아온다.
- 총 5회 반복한다.

치료가 필요한 다른 근육 : 넙다리곧은근(Rectus femoris, 138쪽) 또는 뒤넙다리근육, 154쪽)의 치료가 도움이 된다.

Tip : 한쪽 넓적다리가 다른 쪽보다 작다면 유발점과 무관한 여러 가지 문제가 있을 수 있다. 정형외과를 방문하라(넓적다리 크기가 확실치 않으면 옷감을 측정하는 줄자를 이용해 허벅지 크기를 측정한다. 무릎뼈 중앙 4-6인치 위쪽에서 측정하여 양쪽을 비교한다).

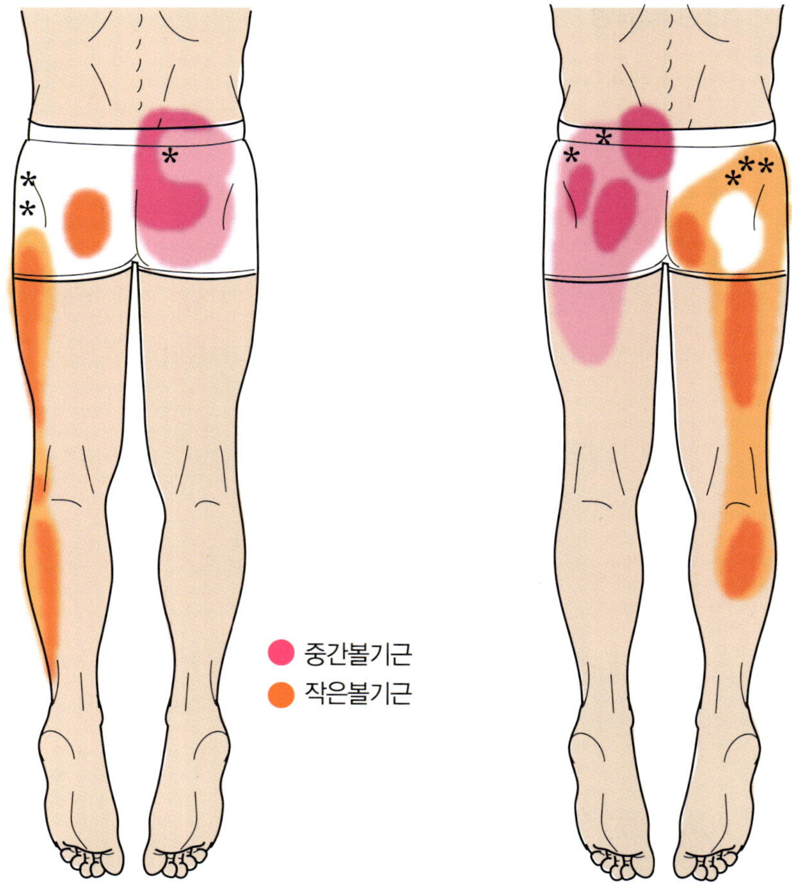

중간볼기근, 작은볼기근 (Gluteus Medius and Minimus)

통증 부위 : 엉덩이, 다리의 뒤쪽 혹은 옆쪽

동반 증상 : 다리를 앞에 두고 바닥에 앉았을 때 발 안쪽을 바닥쪽으로 말기 힘들 것이다. 발도 오리발처럼 나올 수 있다. 통증으로 몸을 뒤척여서 옆으로 누워서 자기 힘들 것이다.

흔한 원인 : 낙상, 운동손상, 신경자극, 엉치엉덩관절 기능장애 (Sacroiliac joint dysfunction) (엉덩 관절 문제들)

방법 1 : 척추치료

- Big Bend Backnobber 또는 유사한 도구를 이용하여 L4–S1과 바로 인접한 허리의 척추주위 근육을 압박한다.

방법 2 : 신경프로싱

- Lean and Look nerve floss 방법을 이용하여 궁둥신경(Sciatic nerve)을 프로싱한다 (158쪽).

방법 3 : 유발점 치료

- 치료 측 다리를 곧게 펴고 반대편 무릎을 구부린 자세로 등을 대고 바닥에 눕는다. 볼기/골반 꼭대기에서 꼬리뼈와 볼기뼈 사이 뼈 아래로 테니스공 또는 Original Worm을 넣는다.
- 압통점을 느끼기 위해 공을 계속 움직인다. 각 압통점에 10–90초 동안 압박을 지속한다.
- 더 많은 압력을 느끼기 위해선 다른 쪽 발을 아래로 누른다. 옆으로 누워서 볼기뼈와 허리 아래쪽 뼈 사이를 누를 수도 있다. 그 부위는 다리 가쪽에 더 효과적이다.

방법 4 : 서서히 움직인다.

- 양손은 어깨너비만큼 벌리고 무릎은 골반 너비만큼 벌려 바닥을 내려다보는 자세로 시작한다.
- 치료 측 다리를 곧게 펴고 발가락이 바닥에 닿은 상태에서 다리를 가쪽으로 살짝 가져와 근육을 신장시킨다. 중앙으로 돌아온다.
- 치료 측 다리를 곧게 펴고 반대쪽 다리 위로 살짝 교차하면서 발가락을 바닥에 놓아 근육을 수축시킨다. 중앙으로 돌아온다.
- 총 5회 반복한다.

치료가 필요한 다른 근육 : 허리네모근(Quadratus lumborum, 126쪽)이 이곳으로 연관통을 일으킨다.

Tip : 무감각이나 저린감이 느껴지면 신경 위에 공이 위치한 것이므로 공을 살짝 움직이고 다시 시도한다.

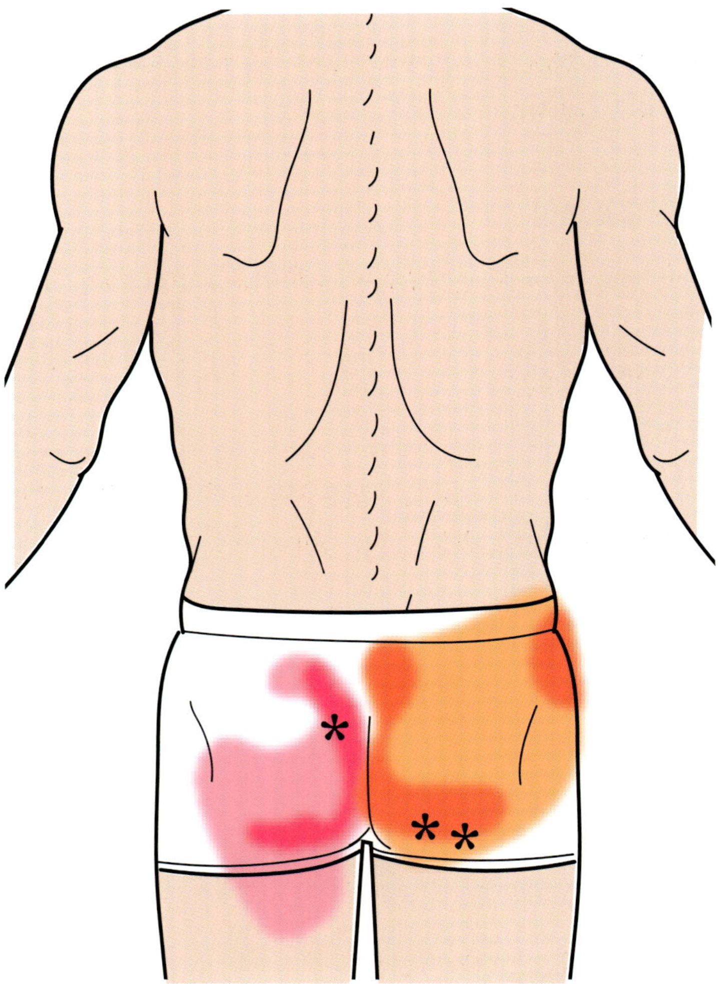

큰볼기근(Gluteus Maximus)

통증 부위 : 볼기부위

동반 증상 : 이 부위의 유발점은 등을 대고 누워서 무릎을 반대편 어깨 쪽으로 가져오는 동작에 제한을 일으킨다. 정말 심하면 신발을 묶기 위해 구부리거나 치료 측 다리를 반대편 다리와 교차하는 동작이 어려울 것이다. 때로는 이런 유발점들이 뒤넙다리근육(Hamstrings)과 팀을 이루어 평평한 허리를 만든다.

흔한 원인 : 엉덩방아를 찧었을 때

방법 1 : 척추치료

- Big Bend Backnobber 또는 유사한 도구를 이용하여 L5–S2와 바로 인접한 허리 깊은 층 척주옆근육들을 압박한다.

방법 2 : 신경프로싱

- Sitting Toe Pointer nerve floss(159쪽)를 시행한다.

방법 3 : 유발점 치료

- 치료하는 쪽에서, 앉았을 때 뼈를 느낄 수 있는 부위[궁둥뼈결절(Ischial tuberosiry): 이것은 "sit bone"으로도 알려져 있다] 바로 위 압통점에 압력을 가한다.
- 각 압통점에 10 – 90초 동안 압박을 지속한다.

방법 4 : 서서히 움직인다.

엉덩허리근 항목의 방법 4 또는 아래의 동작을 사용한다.

- 평평한 바닥에 치료하지 않는 쪽으로 눕는다.
- 치료 측 무릎을 가슴으로 부드럽게 가져와 근육을 신장시킨다. 중앙으로 돌아온다.
- 치료 측 다리를 뒤로 곧게 펴서 근육을 수축시킨다. 중앙으로 다시 돌아온다.
- 총 5회 반복한다.

치료가 필요한 다른 근육 : 허리네모근(Quadratus lumborum, 126쪽), 때때로 엉덩허리근(Iliopsoas, 140쪽), 넙다리근막긴장근(Tensor fasciae latae, 136쪽)

Tip: 동작을 하는 동안 다리에 무감각이나 저린감이 느껴지면 신경 위에 공이 위치한 것이므로 공을 살짝 움직이고 다시 시도한다.

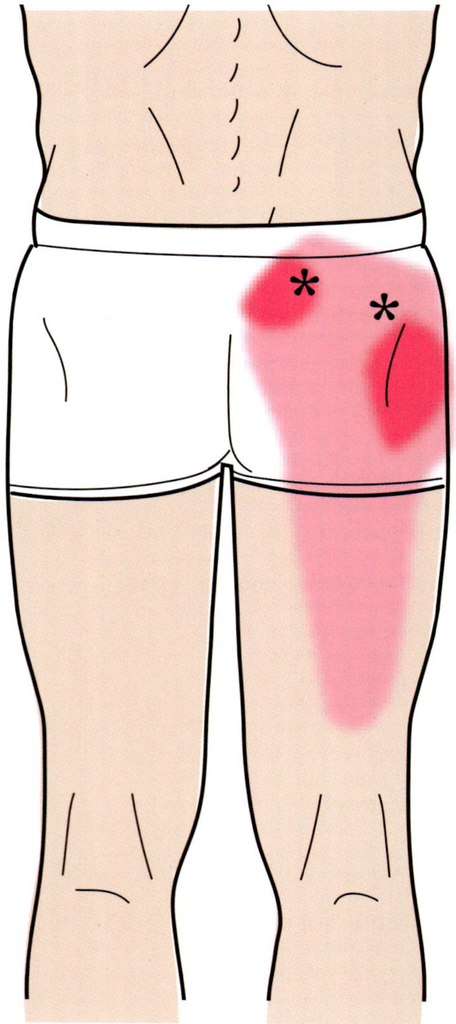

궁둥구멍근 (Piriformis)

통증 부위 : 볼기부위, 때로는 볼기보다 위 또는 넓적다리 뒤아래로 뻗는 통증

동반 증상 : 다리의 무감각과 저린감, 가속페달을 밟을 때, 사랑을 나눌 때, 옆으로 잘 때 통증, 다리를 쭉 펴고 바닥에 앉을 때 근육의 긴장 때문에 발 안쪽이 바닥을 향하지 못하는 경우가 많다.

흔한 원인 : 자동차 사고, 낙상, 운전중 근육의 지속적인 수축

방법 1 : 척추치료

- Big Bend Backnobber 또는 유사한 도구를 이용하여 S1 – S2와 바로 인접한 가장 아래 허리부위의 깊은층 척주옆근육들을 압박한다.

방법 2 : 신경프로싱

- Lean and Look nerve floss(158쪽), Sitting Toe Pointer nerve floss(159쪽) – 둘 중 더 나은 방법으로 시행한다.

방법 3 : 유발점 치료

- 벽에 기대거나 평평한 바닥에 누운 상태에서 테니스공이나 Original Worm을 표면과 몸 사이에 둔다. 볼기뼈의 꼭대기에서 약간 안쪽으로 압통점을 압박한다(옆면 혹은 뒷면에서).
- 각 압통점에 10 – 90초 동안 압박을 지속한다.

방법 4 : 서서히 움직인다.

- 의자의 가장자리에 중립자세로 앉는다.
- 치료 쪽 무릎을 반대편 무릎위로 교차시켜 근육을 신장시킨다. 중립자세로 돌아온다.
- 무릎을 부드럽게 바깥쪽으로 가져오고 바닥을 따라 발을 밀어주면서 근육을 수축시킨다. 중립자세로 돌아온다.
- 총 5회 반복한다.

치료가 필요한 다른 근육 : 큰볼기근(Gluteus maximus, 146쪽), 중간볼기근 및 작은볼기근(Gluteus medius and minimus, 144쪽), 허리네모근(Quadratus lumborum, 126쪽)

Tip : 이 근육을 치료하면서 무감각과 저린감을 느낀다면 전문가에게 상담하라.

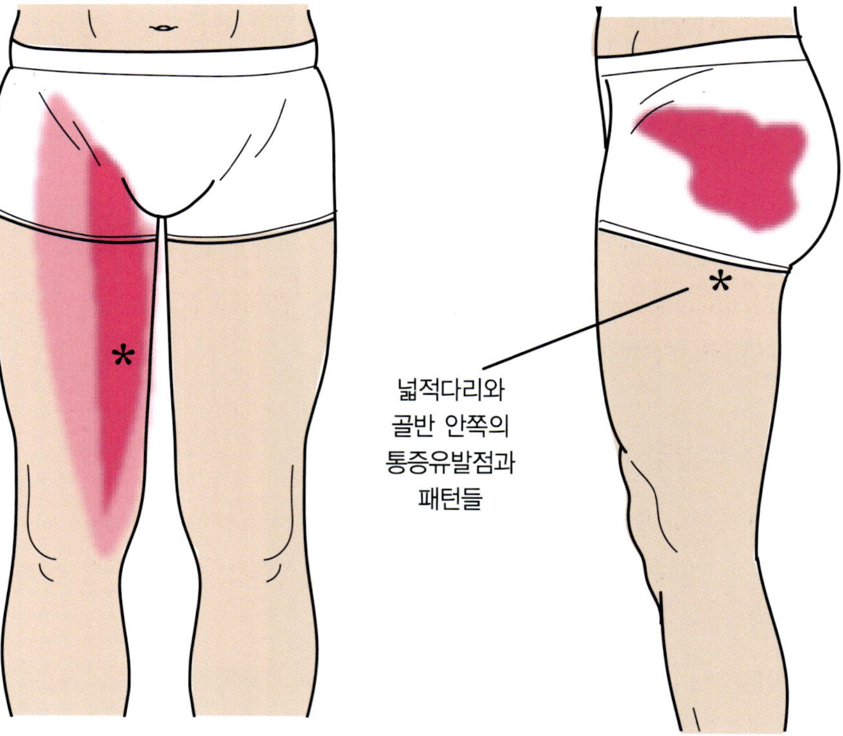

큰모음근 (Adductor Magnus)

통증 부위 : 넓적다리 안쪽, 때때로 골반 안쪽

동반 증상 : 발가락을 만지지 못함. 이완되지 않는 뒤넙다리근육(Hamstrings). 종종 다리가 충분히 벌리기가 통증 때문에 어려움

흔한 원인 : 자신을 보호하기 위해 본능적으로 공 모양으로 웅크린다. 사람들은 이 근육을 최대 동작으로는 거의 사용하지 않기 때문에 일반적인 일들을 수행하기 위해 짧아져 있다.

방법 1 : 척추치료

- Big Bend Backnobber 또는 유사한 도구를 이용하여 L4－S1과 바로 인접한 허리의 척주옆근육들을 압박한다.

방법 2 : 신경프로싱

- 폐쇄신경(Obturator nerve)을 프로싱하기 위해 의자의 가장자리에 무릎을 구부리고 중립자세로 앉는다.
- 치료 측 무릎을 서서히 들어 올려 몸에서 멀리 가져가면서 숨을 내쉰다. 동시에 천천히 위를 올려다보면서 치료 반대 측으로 몸을 비틀어 준다. 중립자세로 돌아온다.
- 총 10회 반복한다.

방법 3 : 유발점 치료

- 유발점을 찾기 위해 발을 바닥에 대고 의자의 가장자리에 앉는다. 치료 측 무릎에 손을 대고 부드럽게 비틀어 준다. 비틀면서 당기는 부위가 느껴질 것이다.
- 치료 반대편으로 옆으로 눕는다. 작은 발판이나 책더미 위에 테니스공이나 Original Worm을 놓는다－넓적다리 높이라면 무엇이든 상관없다. 유발점에 맞춰 공을 정렬한다.
- 넓적다리를 앞으로 가져와 공위에 놓는다. 넓적다리의 무게로 압박을 가한다.
- 각 압통점에 10－90초 동안 압박을 지속한다.

방법 4 : 서서히 움직인다.

- 의자의 가장자리에 무릎을 구부리고 중립자세로 앉아서 시작한다.
- 숨을 내쉬면서 치료 측 무릎을 서서히 들어 올리고 몸으로부터 멀리 보낼 수 있는 만큼 보낸다. 중립자세로 돌아온다.
- 숨을 내쉬면서 서서히 치료 측 무릎을 곧게 펴고 발을 반대편으로 교차시킨다. 중립자세로 돌아온다.
- 총 5회 반복한다.

치료가 필요한 다른 근육 : 긴모음근(Adductor longus, 152쪽)

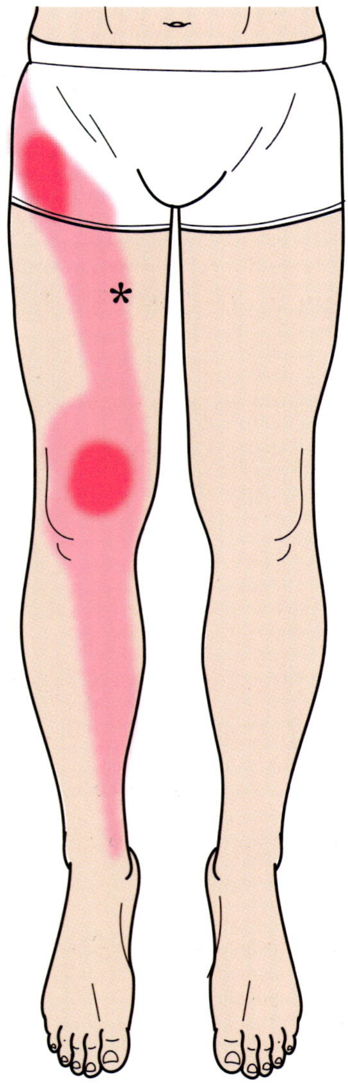

긴모음근 (Adductor Longus)

통증 부위 : 넓적다리, 종아리, 사타구니 안쪽

동반 증상 : 말을 타거나 다리를 꼬는 것 같이 무릎을 바깥으로 움직이는 동작이 어려움

흔한 원인 : 빙판 위에서 넘어지는 것 같은 신체적 외상; 다리를 꼬고 오래 앉아있는 자세

방법 1 : 척추치료

- Big Bend Backnobber 또는 유사한 도구를 이용하여 L2-L4와 바로 인접한 허리의 척주옆근육들을 압박한다.

방법 2 : 신경프로싱

- 폐쇄신경(Obturator nerve)을 프로싱하기 위해 의자의 가장자리에 무릎을 구부리고 중립자세로 앉는다.
- 숨을 내쉬면서 치료 측 무릎을 서서히 들어 올리고 몸으로부터 멀리 보낼 수 있는 만큼 보낸다. 천천히 위를 올려다보면서 치료 반대 측으로 할 수 있는 만큼 몸을 비틀어 준다. 중립자세로 돌아온다.
- 총 10회 반복한다.

방법 3 : 유발점 치료

- 치료 반대 측으로 옆으로 눕는다. 작은 발판이나 책더미 위에 테니스공이나 Original Worm을 놓는다-넓적다리 높이라면 무엇이든 상관없다. 유발점에 맞춰 공을 정렬한다.
- 넓적다리를 앞으로 가져와 공위에 놓는다. 넓적다리의 무게로 압박을 가한다.
- 각 압통점에 10-90초 동안 압박을 지속한다.

방법 4 : 서서히 움직인다.

- 의자의 가장자리에 무릎을 구부리고 중립자세로 앉아서 시작한다.
- 숨을 내쉬면서 치료 측 무릎을 서서히 들어 올리고 몸으로부터 멀리 보낼 수 있는 만큼 보낸다. 중립자세로 돌아온다.
- 숨을 내쉬면서 서서히 치료 측 무릎을 곧게 펴고 발을 반대편으로 교차시킨다. 중립자세로 돌아온다.
- 총 5회 반복한다.

치료가 필요한 다른 근육 : 큰모음근(Adductor magnus, 150쪽)

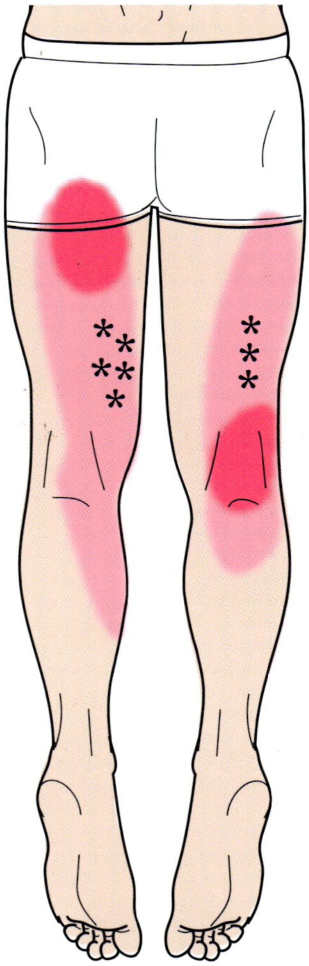

뒤넙다리근육 (Hamstrings)

넙다리두갈래근, 반힘줄근, 반막근

(Biceps Femoris, Semitendinosus, Semimembranosus)

통증 부위 : 넓적다리 뒤, 볼기 아래 부분(안쪽에 유발점); 무릎 뒤 부분(가쪽 가장자리에 유발점)

동반 증상 : 무릎통증(바깥쪽 뒤넙다리근이 무릎을 비틀어 정렬되지 않는 경우)

흔한 원인 : 넙다리곧은근(Rectus femoris)와 넓은근(Vastus muscles)의 긴장

방법 1 : 척추치료

- Big Bend Backnobber 또는 유사한 도구를 이용하여 L5 – S2와 바로 인접한 가장 아래 허리 부위의 척주옆근육들을 압박한다.

방법 2 : 신경프로싱

- Lean and Look nerve floss(158쪽), Sitting Toe Pointer nerve floss(159쪽) – 둘 중 더 나은 방법으로 시행한다.

방법 3 : 유발점 치료

- 유발점을 찾기 위해 중립자세로 서서 시작한다. 치료 측 다리를 앞에 두고 발가락 쪽으로 서서히 몸을 구부리면서 근육이 조이는 부분을 느낀다.
- 그런 다음 다리를 안쪽으로 기울이고 반복하여 뒤넙다리근육(Hamstring)의 가쪽을 검사한다. 안쪽을 검사하기 위해 다리 각도를 바깥쪽으로 하여 한 번 더 반복한다.
- 유발점을 치료하기 전에 앉아서 다리를 곧게 편다. 무릎뼈 중앙과 무릎 바로 아래 정강뼈에 표시를 한다. 아래쪽 표시가 다리의 가쪽에 있다면 가쪽 뒤넙다리근육만 치료한다.
- 근육이 조이는 부위에서 압통점을 느낀 후 압박을 하거나 쥐어짠다. 저자는 Acumasseur를 주로 사용한다. 테니스공이나 Original Worm을 넓적다리 뒤쪽에 두고 딱딱한 의자에 앉아 시행할 수도 있다.
- 각 압통점에 10 – 90초 동안 압박을 지속한다.

방법 4 : 서서히 움직인다.

- 치료 측 다리를 앞으로 쭉 뻗고 발뒤꿈치는 바닥에 닿은 상태로 의자에 중립으로 앉는다(다음 쪽의 그림 참조).
- 다리는 쭉 뻗은 채로 뒤꿈치를 가쪽으로(뒤넙다리근육의 안쪽이 조이는 경우) 밀거나 혹은 안쪽으로(뒤넙다리근육의 가쪽이 조이는 경우) 밀어 근육을 신장시킨다. 중립으로 돌아온다.

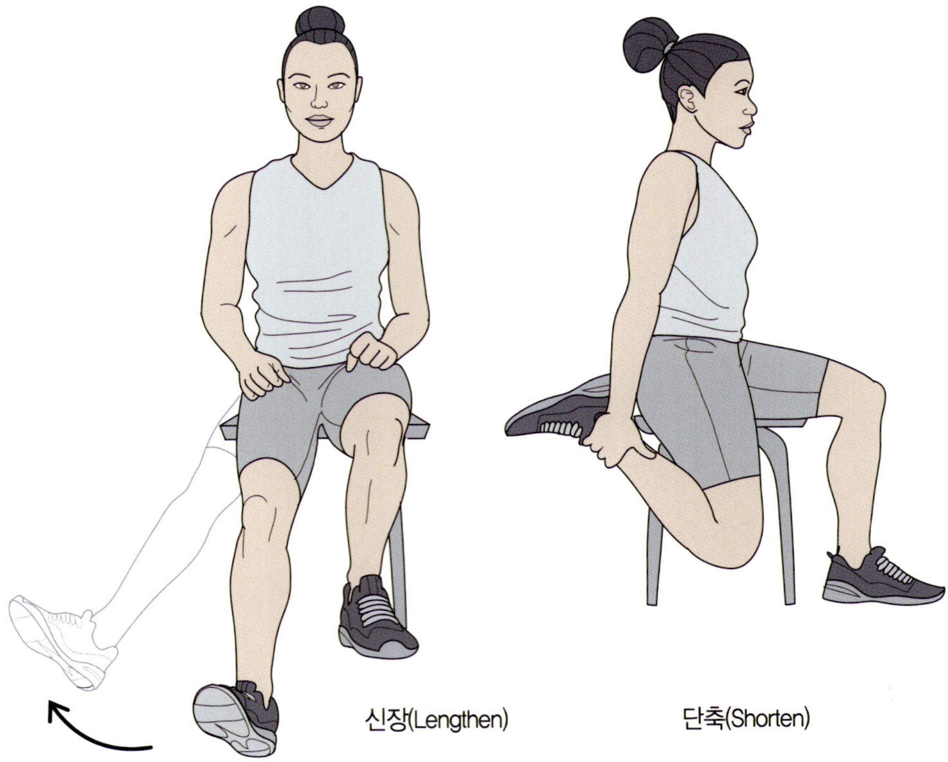

- 근육을 수축시키기 위해 몸 전체를 치료 반대편으로 돌려 의자의 옆쪽으로 비스듬히 앉는다. 치료하지 않는 다리는 무릎을 구부리고 발을 바닥에 평평하게 한 상태로 치료자 앞에 중립으로 유지한다. 손으로 치료 측 발목을 볼기쪽으로 부드럽게 당겨 치료 쪽 무릎이 의자의 앞쪽에 걸치도록 한다.
- 총 5회 반복한다.

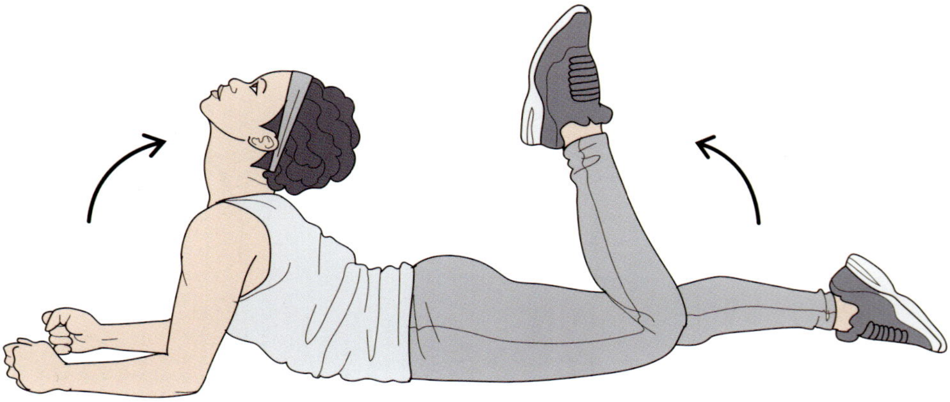

신경프로싱(Nerve Floss: Heel to Butt)

이 동작은 엉덩허리근(Iliopsoas, 140쪽), 넙다리곧은근(Rectus femoris, 138쪽), 넓은근(Vastus muscles, 142쪽)과 같은 배와 넓적다리 앞쪽에 분포하는 넙다리신경(Femoral nerve)을 프로싱한다. 허리, 넓적다리, 무릎의 통증에 도움이 된다.

지시사항

- 팔을 땅에 대고 엎드린다.
- 숨을 내쉬면서 팔을 이용하여 천천히 상체를 들어올린다. 이때 골반은 땅에 닿은 상태를 유지한다.
- 동시에 얼굴은 부드럽게 천장을 향하고 치료 측 뒤꿈치를 볼기쪽으로 천천히 가져온다.
- 총 10회 반복한다.

Tip: 바닥에서 일어나기가 어렵다면 침대에서 시행한다.

신경프로싱 (Nerve Floss: Lean and Look)

이 동작은 발, 종아리, 넓적다리 뒤쪽 및 볼기의 근육들을 지배하는 궁둥신경 (Sciatic nerve)을 프로싱한다.

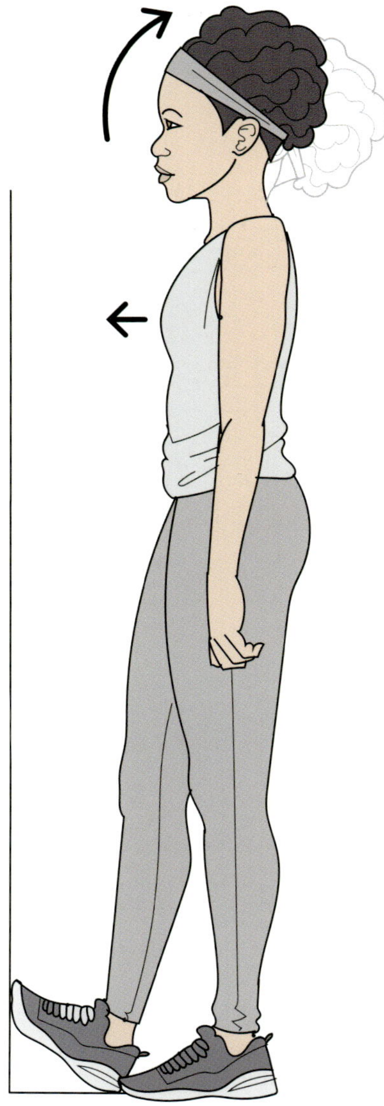

지시사항

- 발을 어깨너비로 벌리고, 팔은 양 옆에 두고, 어깨는 편안히 한 상태로 벽을 보고서서 앞을 똑바로 응시한다. 발가락은 벽에서 6인치 정도 떨어진다.
- 치료 측 발을 뒤꿈치는 바닥에 대고 발볼은 벽에 닿도록 둔다.
- 몸을 약간 앞쪽으로 천천히 기울인다. 몸을 기울이면서 올려다보면서 턱을 살짝 들어올린다.
- 앞으로 움직이면서 숨을 내쉰다. 10회 반복한다.

Tip : 발의 위치를 바꾸면 약간 변경할 수 있다. 발을 왼쪽이나 오른쪽으로 살짝 기울이면 신경이 당기는 각도를 바꿀 수 있다. 연습을 통해서 종아리 뒤쪽과 볼기에서 느낄 수 있다.

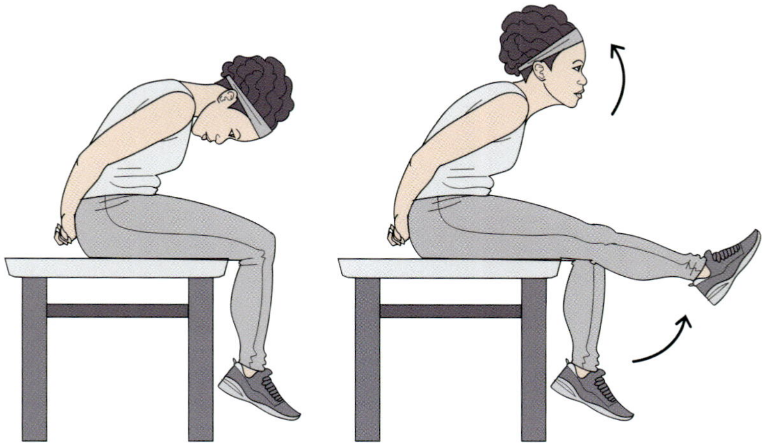

신경프로싱(Nerve Floss: Sitting Toe Pointer)

이 동작은 척수신경(Spinal), 정강신경(Tibial), 종아리신경(Peroneal)을 프로싱하며 큰볼기근(Gluteus maximus, 146쪽), 척주옆근육(Paraspinals, 110, 112쪽), 뒤넙다리근육(Hamstrings, 154쪽), 무릎 아래부위(제8장)의 통증에 도움이 된다.

지시사항

- 발이 완전히 바닥에 닿지는 못하고 살짝 매달리도록 침대 가장자리나 의자에 앉아서 시작한다. 등 뒤로 두 손을 부드럽게 움켜쥐고 부드럽게 구부러진 자세로 앉는다.
- 허리를 펴지 말고 천천히 머리를 뒤로 젖히고 위를 올려다보면서 숨을 내쉰다.
- 동시에 치료 측 무릎을 천천히 곧게 펴고 발을 바닥에서 들어올린다. 종아리근(Peroneals), 발목/발가락 폄근, 발등 근육들에 문제가 있다면 이 동작을 하는 동안 발가락을 가리켜라. 장딴지근(Gastrocnemius), 가자미근(Soleus), 뒤정강근(Tibialis posterior), 발목/발가락 굽힘근, 발바닥 근육들에 문제가 있다면 발을 부드럽게 구부리는 것이 좋다. 어떤 이들은 두 동작 모두 필요할 수 있다. 발이 지면에서 얼마나 높이 있는지는 중요하지 않기 때문에 무리할 필요는 없다.
- 총 10회 반복한다.

치료가 필요한 다른 근육 : 큰모음근(Adductor magnus, 150쪽), 넙다리곧은근(Rectus femoris, 138쪽), 넓은근(Vastus muscles, 142쪽)

CHAPTER 8

종아리, 발
(Lower Legs, Feet)

망치발가락(Hammertoe), 정강이부목(Shin splint), 발바닥근막염(Plantar fasciitis)을 진료하고 있는가? 하이힐 구두를 신거나 장단지 통증으로 한밤중 일어나거나, 아니면 단지 일시적으로 효과만 있는 발 마사지가 진짜 필요한가? 만일 어느 물음에나 당신의 대답이 "예"라면 바로 찾아온 것이다. 유발점은 흔히 발, 발목, 종아리와 연관되어 있다. 올바른 부위를 찾아서 압박하려면 반드시 그림을 참고하라!

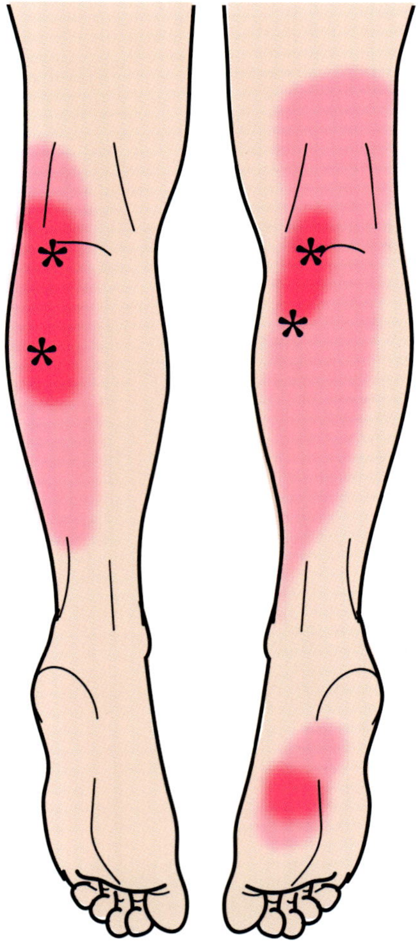

장딴지근 (Gastrocnemius)

통증 부위 : 장딴지 위부위, 무릎 뒤부위, 발바닥 안쪽

동반 증상 : 밤에 장딴지 근육경련으로 잠에서 깬다.

흔한 원인 : 하이힐 신고다니기, 발이 대롱대롱 매달린 자세로 앉기

방법 1 : 척추치료

- Big Bend Backnobber 또는 유사한 기구를 사용하여 첫째와 둘째 엉치뼈 분절 바로 옆의 깊은 부위에 있는 척주옆근육들을 압박한다.

방법 2 : 신경프로싱

- 앉아서 발가락 끝을 내미는 신경프로싱(159쪽)을 하고/또는 Lee & Look 신경프로싱(158쪽)을 한다.

방법 3 : 유발점 치료

- 어느 쪽에서든 장딴지 위부위에서 근육 양쪽을 가로질러 문지르면서 압통부위를 찾는다.
- 압박한다. 이곳이 Acumasseur를 사용하여 안쪽, 가쪽을 손가락으로 별도로 꼬집기 좋은 부위이다. 발을 몸 앞으로 펴서 테니스볼 또는 Original Worm을 장딴지 아래에 위치시킨다. 더 강하게 압박하려면 발목을 교차시킨다.
- 각 유발점마다 압박을 10 – 90초 동안 유지한다.

방법 4 : 서서히 움직인다.

- Leen & Look 신경프로싱(158쪽)을 총 5회 반복한다.

치료해야 할 다른 근육 : 종종 작은볼기근(Gluteus minimus, 144쪽), 가자미근(Soleus, 164쪽)을 치료하면 도움이 된다.

Tip

- 침대에서 나오기 전에 다리를 펴고 있을 때는 발가락 끝을 처드는 것을 피한다. 대신 발가락을 무릎 쪽으로 돌려준다.
- 침대에 있을 때 발밑에 배게를 놓아두면 덮게의 무게로 덮개가 텐트모양으로 되어 발가락이 꼭지처럼 나오지 않는 것을 많은 사람들이 알고 있다.

만약에 근육이 붉고 따뜻하고 부어있으면 이 부위는 압박하지 말고 가능한 빨리 당당의사 진료를 받도록 해야 한다.

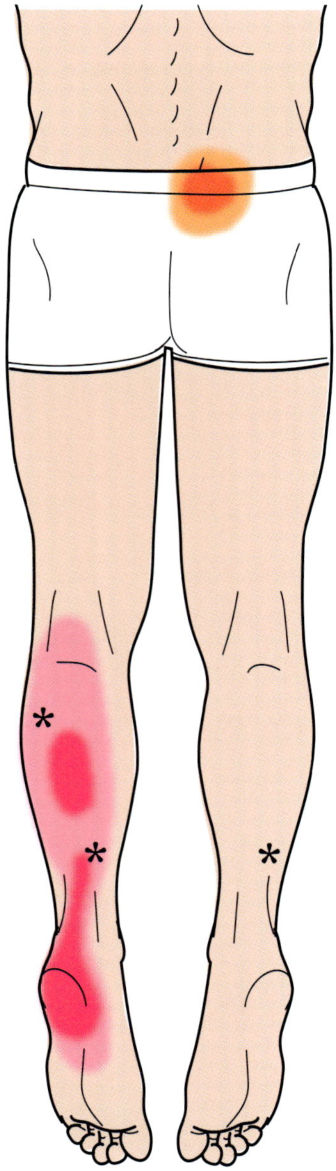

가자미근 (Soleus)

통증 부위 : 장딴지, 발꿈치

동반 증상 : 발꿈치에 체중을 싣거나 계단을 걸으면 통증

흔한 원인 : 하이힐 신기, 발이 대롱대롱 매달린 자세로 앉기

방법 1 : 척추치료

- Big Bend Backnobber 또는 유사한 기구를 사용하여 첫째와 둘째 엉치뼈 분절 바로 옆의 깊은 부위에 있는 척주옆근육들을 압박한다.

방법 2 : 신경프로싱

- 앉아서 발가락 끝을 내미는 신경프로싱(159쪽)을 하고/또는 Lean & Look 신경프로싱(158쪽)을 한다.

방법 3 : 유발점 치료

- 의자에 앉아서 발꿈치힘줄(발꿈치 뒤쪽의 두꺼운 힘줄)을 따라 이것이 갈라지기 시작하는 지점(발꿈치 위쪽 끝에서 손바닥 넓이 정도 높이)까지 손가락으로 문지르면서 올라간다. 위로 손가락 한 개 정도의 넓이, 다리 가쪽으로 한 손가락 넓이로 손가락을 움직인다. 그리고 난 후 반대쪽에서도 같은 조작을 하지만 발꿈치힘줄이 갈라지기 시작하는 지점으로부터 2개 손가락 넓이까지만 진행한다.
- 유발점을 압박한다. 발을 바닥에서 몸 앞으로 펴고 테니스볼 또는 Original Worm을 장딴지 아래에 위치시킨다. 더 강하게 압박하려면 발목을 교차시킨다.
- 각 유발점마다 압박을 10–90초 동안 유지한다.

방법 4 : 서서히 움직인다.

- 중립자세에서 어깨 너비로 발을 넓게 벌리고 의자에 앉는다.
- 근육을 신장시키기 위해 치료하고자 하는 쪽의 발목을 구부리면서 숨을 내쉰다. 발가락을 구부려서 발가락이 코를 향하게 한다. 중립자세로 돌아온다.
- 근육을 수축시키기 위해 숨을 내쉬면서 치료하는 쪽의 발목을 서서히 펴고 발가락이 앞쪽 바닥을 가르키도록 한다. 다시 중립자세로 되돌린다.
- 이러한 반복 자세 운동을 총 5회 반복한다.

치료해야 할 다른 근육 : 종종 작은볼기근(Gluteus minimus, 144쪽)이 이곳으로 연관통을 일으킨다.

Tip : 만일 장딴지가 붉고 따뜻하고 부어있으면 이 부위는 압박하지 말고 가능한 빨리 담당 의사 진료를 받도록 해야 한다.

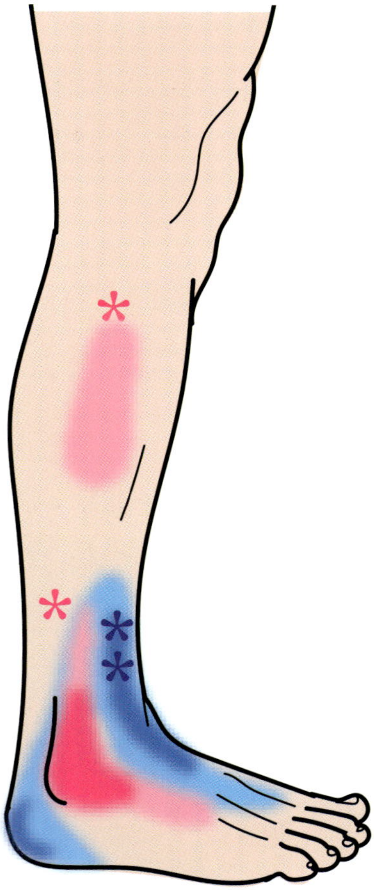

종아리근육 (Peroneus Muscles)

통증 부위 : 발목뼈 가쪽, 때로 발과 발목 접합부의 발등

동반 증상 : 빈번한 발목염좌. 중립자세(서있을 때와 같이)에서 발 딛고 발목을 다른 발쪽으로 돌릴 때 자주 바짝 조이는 느낌이 있다.

흔한 원인 : 발목염좌 병력, 승마손상 – 말타고 내릴 때 발목이 접질리는 손상처럼 일상생활에서도 비슷한 동작으로 흔히 발생

방법 1 : 척추치료

- Big Bend Backnobber 또는 유사한 기구를 사용하여 L4–S1 바로 옆의 깊은 부위에 있는 척주옆근육들을 압박한다.

방법 2 : 신경프로싱

- 앉아서 발가락 끝을 내미는 신경프로싱(159쪽)을 하고/또는 Lee & Look 신경프로싱(158쪽)을 한다.

방법 3 : 유발점 치료

- 압박할 수 있는 부위는 3곳이 있다 ; (1) 무릎 가쪽면 바로 아래에 있는 뼈돌출 부위에서 3개 손가락 넓이 정도 아래의 다리 가쪽, (2) 발 가쪽의 발목에서 손바닥 넓이 위쪽 부위, (3) 발목에서 손바닥 넓이 위쪽 발 앞 부위. 이 중 어느 곳이든 압통 있는 부위를 치료한다.
- 치료하고자 하는 부위를 찾으면 압박을 한다. 저자는 통증유발점을 Tiger tail을 이용하여 문지르거나 통증유발점 위에 라켓볼이나 테니스볼을 위치시키고 옆으로 눕는 것을 선호한다.
- 압박을 10 – 90초 동안 유지한다.

방법 4 : 서서히 움직인다.

- 중립자세에서 의자나 침대에 앉는다.
- 근육을 신장시키기 위해 치료하고자 하는 쪽의 발을 몸 앞으로 반듯하게 펴면서 숨을 내쉬고 치료하는 발의 발바닥(Insole)을 반대측 발 쪽으로 돌려준다. 중립자세로 돌아온다.
- 근육을 수축시키기 위해 숨을 내쉬면서 발꿈치를 제자리에 유지하고 천천히 치료하는 발의 발가락을 중심선에서 가쪽으로 움직인다. 다시 중립자세로 되돌린다.
- 이러한 동작을 총 5회 반복한다.

치료해야 할 다른 근육 : 종종 작은볼기근(Gluteus minimus, 144쪽)

Tip : 무릎 아래 가쪽 위 1/3부위까지는 압박하지 않는다. 발가락을 들어 올리는 기능과 관련된 신경이 이곳을 통과한다. 저자는 이 신경을 굴리는 핀으로 압박해서 발목떨굼(Foot drop)이 발생했던 예를 한번 경험했다.

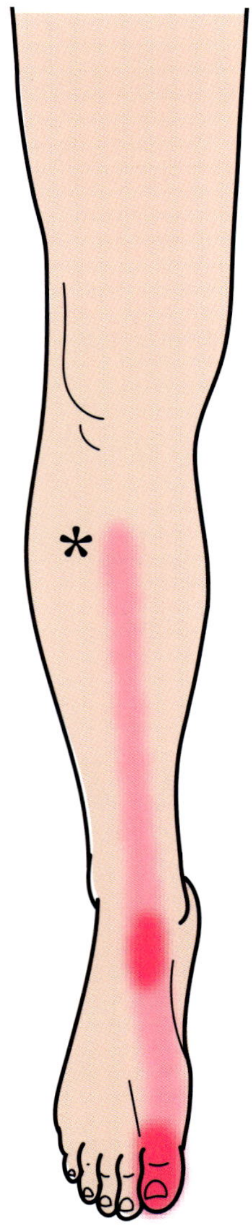

앞정강근(Tibialis Anterior)

통증 부위 : 발등과 엄지발가락(때로 경마발가락 'turf toe'라고 함)

동반 증상 : 약한 발목, 발목떨굼, 발을 끌고걸어서 신발등이 닳는다. 때로는 정강이 부목(Ahin splint) 또는 구획증후군(Compartment syndrome)으로 오진한다.

흔한 원인 : 발목염좌, 발에 걸려넘어짐

방법 1 : 척추치료

- Big Bend Backnobber 또는 유사한 기구를 사용하여 L4-S1 바로 옆에 깊이 위치하고 있는 척주옆근육들을 압박한다.

방법 2 : 신경프로싱

- 앉아서 발가락 끝을 내미는 신경프로싱(159쪽)을 시행한다.

방법 3 : 유발점 치료

- 디리를 몸 앞에서 반듯이 펴고 발가락을 뻗으면 정강이 바로 가쪽에서 당기는 것을 느끼는 부위가 유발점이다.
- 손가락이나 Thumbby를 사용할 때 당기는 느낌이 있어 압통 부위를 압박한다. Tiger tail을 이용하여 이 부위를 굴려서 할 수도 있다.
- 유발점 마다 압박을 10-90초 동안 유지한다.

방법 4 : 서서히 움직인다.

- 중립자세에서 의자에 앉아 치료하는 쪽 다리를 몸 앞에 위치하고 무릎은 곧게 또는 약간 구부리고 발꿈치는 바닥에 놓아둔다.
- 근육을 신장시키기 위해 치료하고자 하는 발목을 펴면서 숨을 내쉬고 발꿈치는 제자리를 유지하고 발가락이 바닥쪽을 가르키도록 앞으로 움직인다. 다음에 발목을 이완시킨다.
- 근육을 수축시키기 위해 숨을 내쉬면서 치료하는 쪽 발을 천천히 구부려서 발가락이 코를 향하도록 한다. 그리고 발목을 이완시킨다.
- 이러한 동작을 총 5회 반복한다.

치료해야 할 다른 근육 : 종종 작은볼기근(Gluteus minimus, 144쪽)

Tip : 다리 통증은 구획증후근과 같은 보다 깊은 곳에 문제가 있다는 것을 암시할 수 있으므로 담당의사에 알려서 통증 원인을 찾아봐야 한다.

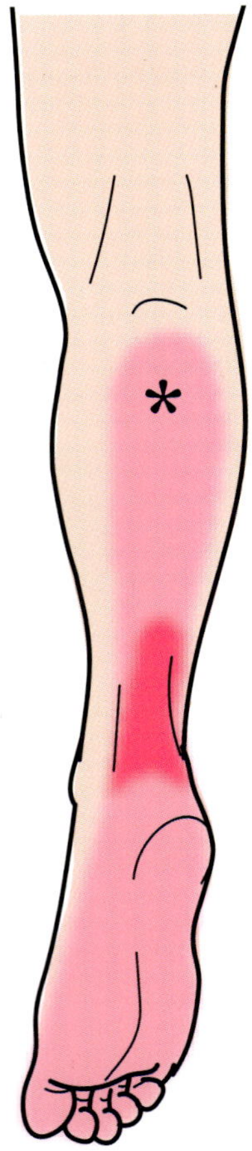

뒤정강근 (Tibialis Posterior)

통증 부위 : 발꿈치힘줄(발꿈치 뒤에 있는 두터운 힘줄) 그리고 때로는 발바닥

동반 증상 : 높은 선반 위의 물건을 집기 위해서 발가락 끝으로 서는 것이 안된다. 진찰실에서 발가락 끝으로 걷는 검사가 안된다. 어떤 사람은 발바닥이 높은 아치형으로 되어 있는데 일어서면 이 아치가 소실되는 형태를 가지고 있다.

흔한 원인 : 발을 지탱하지 못하는 낡은 신발을 신거나 평평하지 않은 바닥(해변, 오솔길 등)에서 달리기

방법 1 : 척추치료

- Big Bend Backnobber 또는 유사한 기구를 사용하여 L5 – S1 바로 옆 깊은 부위에 있는 척주옆근육들을 압박한다.

방법 2 : 신경프로싱

- 앉아서 발가락 끝을 내미는 신경프로싱(159쪽)과 Lean & Look 신경프로싱(158쪽)을 시행한다.

방법 3 : 유발점 치료

- 유발점을 찾기 위해 발바닥 주위에 벨트를 놓는다. 발가락을 뻗지않은 상태에서 발가쪽을 중심선에서 멀어지도록 바깥쪽으로 당긴다. 움직이지 않으면 근육이 조이지만 이것을 느끼지 못할 수 있다.
- 치료하는 쪽 발목을 반대쪽 무릎위로 접어서 교차한다. 압통부위는 정강뼈(Tibia 또는 Shin bone) 바로 뒤에 있다.
- 엄지손가락이나 Thumbby를 이용하여 정강뼈와 이를 덮고 있는 장딴지근(Gastrocnemius, 162쪽)과 가자미근(Soleus, 164쪽) 사이를 압박한다.
- 유발점마다 압박을 10 – 90초 동안 유지한다.

방법 4 : 서서히 움직인다.

- 중립자세에서 의자나 앉아 치료하는 쪽 다리를 몸 앞에 위치하고 무릎은 곧게 또는 약간을 구부리고 발꿈치는 바닥에 놓아둔다.
- 근육을 신장시키기 위해 치료하고자 하는 발목을 구부리면서 숨을 내쉬고 발가락을 위쪽 코 있는 방향으로 향하게 한다. 그리고 나서 발목을 이완시킨다.
- 근육을 수축시키기 위해 숨을 내쉬면서 치료하는 쪽 발목을 천천히 펴면서 발가락이 아래 방향으로 바닥을 향하도록 한다. 그리고 나서 발목을 이완시킨다.
- 이러한 동작을 총 5회 반복한다.

치료해야 할 다른 근육 : 종종 작은볼기근(Gluteus minimus, 144쪽) 또는 가지미근(Soleus, 164쪽)으로부터 연관통이 이곳에서 발생한다.

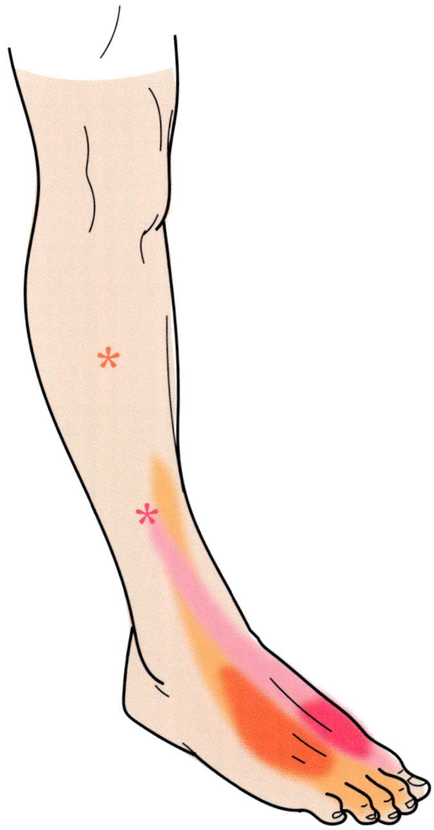

발목 / 발가락 폄근 (Ankle / Toe Extensors)

긴발가락폄근, 긴엄지폄근 (Extensor Digitorum Longus, Extensor Hallucis Longus)

통증 부위 : 발등에서 발가락에 걸친 심부 통증

동반 증상 : 밤에 발등의 경련통 또는 근력약화가 있다.

흔한 원인 : 발끝을 부딪치거나 걸려넘어짐. 외상, 볼을 차거나 페달을 사용하는 운동

방법 1 : 척추치료

- Big Bend Backnobber 또는 유사한 기구를 사용하여 L4 – S1 바로 옆 깊은 부위에 있는 척주옆근육들을 압박한다.

방법 2 : 신경프로싱

- 앉아서 발가락 끝을 내미는 신경프로싱(159쪽)을 시행한다.

방법 3 : 유발점 치료

- 발가락을 뻗어 본다(만약 그 부위가 탄탄하면 안될 수 있다). 정강뼈(Shin bone) 가쪽으로 2 – 3개 손가락 넓이 부위에서 1개 이상의 근육이 단축되면 당기는 느낌을 느끼게 된다.
- 당기는 느낌이 있는 압통 부위를 찾아낸다. 손가락이나 Thumbby를 이용하면 효과를 볼 수 있지만 저자는 Tiger Tail을 사용하는 것을 선호한다.
- 압통부위 마다 압박을 10 – 90초 동안 유지한다.

방법 4 : 서서히 움직인다.

- 중립자세에서 의자나 앉아 치료하는 쪽 다리를 몸 앞에 위치하고 무릎은 곧게 또는 약간 구부리고 발꿈치는 바닥에 놓아둔다.
- 근육을 신장시키기 위해 치료하고자 하는 발목을 구부리면서 숨을 내쉬고 발가락이 위로 코가 있는 방향으로 향하게 한다. 그리고 나서 발목을 이완시킨다.
- 근육을 수축시키기 위해 숨을 내쉬면서 치료하는 쪽 발목을 천천히 펴면서 발가락이 아래 방향으로 바닥을 향하도록 한다. 그리고 나서 발목을 이완시킨다.
- 이러한 동작을 총 5회 반복한다.

치료해야 할 다른 근육 : 앞정강근(Tibialis anterior, 168쪽) 또는 종아리근(Peroneus, 166쪽)

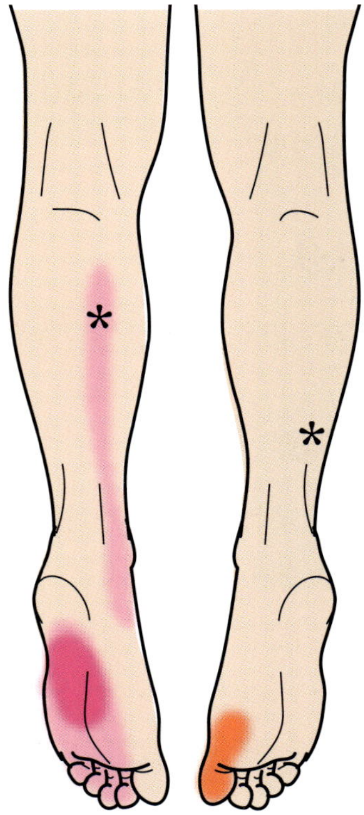

● 긴발가락굽힘근 통증유발점
● 긴엄지굽힘근 통증유발점

발목 / 발가락 굽힘근(Ankle / Toe Flexors)

긴발가락굽힘근, 긴엄지(발가락)굽힘근(Flexor Digitorum Longus, Flexor Hallucis Longus)

통증 부위 : 발뒤꿈치 앞 발바닥, 앞꿈치 뒤 , 엄지발가락과 이의 기저부 볼록한 곳

동반 증상 : 보행시 통증, 망치발가락, 갈퀴발가락(Claw toes)

흔한 원인 : 오솔길이나 해변같은 평탄하지 않은 바닥에서 걷거나 조깅하기

방법 1 : 척추치료

- Big Bend Backnobber 또는 유사한 기구를 사용하여 L5-S2 바로 옆 깊은 부위에 있는 척주옆근육들을 압박한다.

방법 2 : 신경프로싱

- 앉아서 발가락 끝을 내미는 신경프로싱(159쪽)을 시행한다.

방법 3 : 유발점 치료

- 치료하는 측 발목을 반대측 무릎 위로 교차시킨다. 압통점은 정강뼈(Tibia 또는 Shin bone) 바로 뒷 부위이다.
- 어느 엄지손가락이라도 사용하여 정강뼈와 이를 덮고 있는 장딴지근(Gastrocnemius, 162쪽)과 가자미근(Soleus, 164쪽) 사이를 압박한다. 아래로 내려가서 뼈 아래에서 굴려준다(기구를 사용하면 이렇게 할 수 없다).
- 정강뼈 뒤쪽 아래 1/3, 다리 가쪽에서 앞-뒤로 압박해 준다.
- 압통부위 마다 압박을 10-90초 동안 유지한다.

방법 4 : 서서히 움직인다.

- 중립자세에서 의자나 앉아 치료하는 쪽 다리를 몸 앞에 위치하고 무릎은 곧게 또는 약간 구부리고 발꿈치는 바닥에 놓아둔다.
- 근육을 신장시키기 위해 치료하고자 하는 발목을 구부리면서 숨을 내쉬고 발가락이 위로 코가 있는 방향으로 향하게 한다. 그리고 나서 발목을 이완시킨다.
- 근육을 수축시키기 위해 숨을 내쉬면서 치료하는 쪽 발목을 천천히 펴면서 발가락이 아래 방향 바닥을 향하도록 한다. 그리고 나서 발목을 이완시킨다.
- 이러한 동작을 총 5회 반복한다.

치료해야 할 다른 근육 : 장딴지근(Gastrocnemius 162쪽) 또는 앞정강근(Tibialis anterior, 168쪽), 발의 자체기원근육(Intrinsic foot muscles, 176, 178쪽)

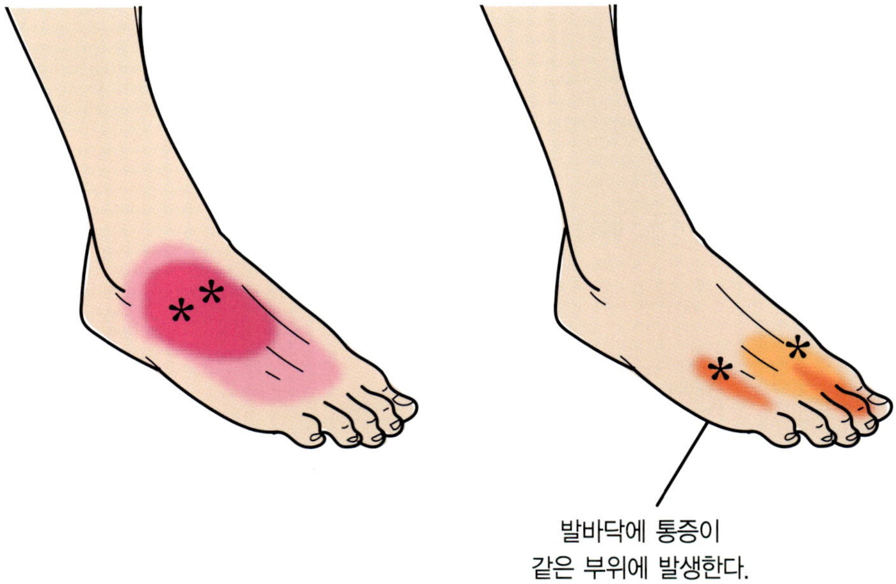

● 짧은발가락폄근과 짧은엄지폄근 통증유발점
● 뼈사이근 통증유발점

발등 근육(Dorsal Foot Muscles)

짧은발가락폄근, 짧은엄지폄근, 뼈사이근(Extensor Digitorum Brevis, Extensor Hallucis Brevis, Interosseous Muscles)

통증 부위 : 발등과 발가락

동반 증상 : 없다.

흔한 원인 : 너무 조이는 신발

방법 1 : 척추치료

- Big Bend Backnobber 또는 유사한 기구를 사용하여 L5-S1 바로 옆 깊은 부위에 있는 척주옆근육들을 압박한다.

방법 2 : 신경프로싱

- 앉아서 발가락 끝을 내미는 신경프로싱(159쪽)을 시행한다.

방법 3 : 유발점 치료

- 얕은층 근육에서 유발점을 찾기 위해 발등 정점을 압박한다. Thumbby를 사용하거나 Acumasseur를 이용하여 이를 트랩(Trap)한다. 한 손가락만으로는 끼워넣는 작용만 할 수 있다.
- 더 깊은 곳에 있는 뼈사이근은 해당하는 뼈를 발 아래쪽부터 서서히 위로 밀어서 근육을 옆으로 노출시켜서 압박 할 수 있도록 한다.
- 압통부위 마다 압박을 10-90초 동안 유지한다.

방법 4 : 서서히 움직인다.

- 중립자세에서 의자나 앉아 치료하는 쪽 다리를 몸 앞에 위치하고 무릎은 곧게 또는 약간 구부리고 발꿈치는 바닥에 놓아둔다.
- 근육을 신장시키기 위해 숨을 내쉬면서 치료하고자 하는 발목을 서서히 펴고 발꿈치를 제자리에 유지하고 발가락이 앞쪽 바닥을 향하도록 한다. 그리고 나서 발목을 이완시킨다.
- 근육을 수축시키기 위해 숨을 내쉬면서 치료하는 쪽 발을 천천히 구부리면서 발가락이 위쪽 코를 가르키도록 한다. 그리고 나서 발목을 다시 이완시킨다.
- 이러한 동작을 총 5회 반복한다.

치료해야 할 다른 근육 : 발바닥의 근육(Plantar foot muscles, 178쪽). 때로는 모든 발근육을 치료를 해 볼만하기도 한다-시간이 오래 걸리지 않는다.

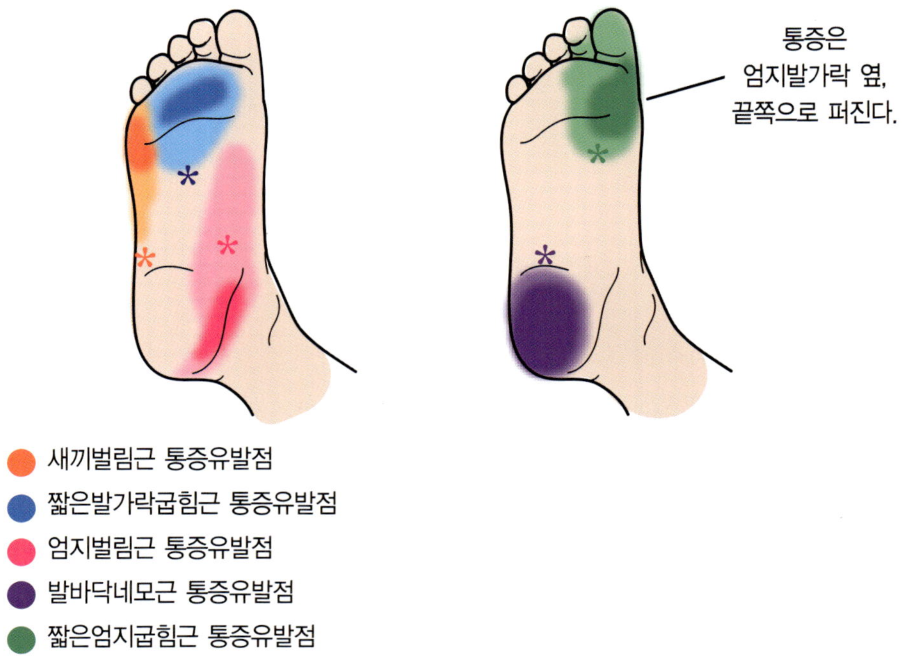

발바닥 근육(Plantar Foot Muscles)

엄지벌림근, 새끼벌림근 짧은발가락굽힘근, 발바닥네모근 짧은엄지굽힘근 (Abductor Hallucis , Abductor Digiti Minimi Flexor digitorum Brevis, Quadratus Plantae, Flexor Hallucis Brevis)

통증 부위 : 발바닥 부위

동반 증상 : 무감각(Numbness), 저림(Tingling)

흔한 원인 : 오래된 구두, 평발(Flat feet), 발이 지면에 닿으면 지나치게 롤링하는 경우와 둘째 발가락이 긴 사람에서도 발생할 수 있다.

방법 1 : 척추치료

- Big Bend Backnobber 또는 유사한 기구를 사용하여 L5–S3 바로 옆 깊은 부위에 있는 척주옆근육들을 압박한다.

방법 2 : 신경프로싱

- 앉아서 발가락 끝을 내미는 신경프로싱(159쪽)과 Lean & Look 신경프로싱(158쪽)을 시행한다.

방법 3 : 유발점 치료

- 먼저 엄지발가락을 뒤로 약간 당긴다. 이를 위아래로 움직이고 엄지발가락 시작 부위와 발바닥 안쪽 부위 사이 또는 엄지발가락 시작 부위와 아래 중간 사이에서 움직임을 감지한다.
- 움직이는 부위 주변에서 압통 부위를 찾는다
- Thumbby를 이용하여 압통점 마다 10 – 90초 동안 압박한다.
- 이제 다른 4개 발가락을 한번에 뒤로 당긴다. 이때 발꿈치 바로 앞에서 움직임을 감지하고 이의 밴드 양측에서 압통점을 찾는다. 압통 부위마다 10 – 90초 동안 압박을 한다.
- 압통 부위가 여러개 있을 수 있지만 인내심을 가지고 지속하면 효과를 볼 수 있다.

방법 4 : 서서히 움직인다.

- 중립자세에서 의자나 앉아 치료하는 쪽 다리를 몸 앞에 위치하고 무릎은 곧게 또는 약간 구부리고 발꿈치는 바닥에 놓아둔다.
- 근육을 신장시키기 위해 숨을 내쉬면서 치료하고자 하는 발목을 서서히 펴고 발꿈치는 제자리에 위치시키고 발가락이 아래로 바닥을 향하게 한다. 이후 발목을 이완시킨다.
- 근육을 수축시키기 위해 숨을 내쉬면서 치료하는 쪽 발을 느리게 굽히고 발가락이 위로 코를 향하도록 한다. 그리고 나서 발목을 이완시킨다.
- 이러한 동작을 총 5회 반복한다.

치료해야 할 다른 근육 : 장딴지근(Gastrocnemius, 162쪽), 뒤정강근(Tibialis posterior, 170쪽)

참고문헌

Calvert, Robert Noah. "Pages from History: Swedish Massage." *Massage Magazine*, April 24, 2014.

Gilbert, Christopher. "Better Chemistry through Breathing: The Story of Carbon Dioxide and How It Can Go Wrong." *Biofeedback* 33, no. 3 (Fall 2005): 100–104.

Gilbert, Christopher. "Hyperventilation and the Body." *Accident and Emergency Nursing* 7, no. 3 (July 1999): 130–140. doi:10.1016/s0965-2302(99)80072-1.

Lerner, Barron H. "A Nurse Gains Fame in the Days of Polio." *New York Times*. December 26, 2013. https://well.blogs.nytimes.com/2013/12/26/a-nurse-gains-fame-in-the-days-of-polio/.

Sella, Gabriel and Richard Finn. *Myofascial Pain Syndrome: Manual Trigger Point & S-EMG Biofeedback Therapy Methods*. Gen Med Publishing, 2001.

Shah, Jay and Elizabeth A. Gilliams. "Uncovering the Biochemical Milieu of Myofascial Trigger Points Using in vivo Microdialysis: An Application of Muscle Pain Concepts to Myofascial Pain Syndrome." *Journal of Bodywork and Movement Therapies* 12, no. 4 (October 2008): 371–384. doi:10.1016/j.jbmt.2008.06.006.

Simons, David G. "Orphan Organ." *Journal of Musculoskeletal Pain* 15, no. 2 (2007): 7–9. doi:10.1300/J094v15n02_03.

Taylor, George. *An Exposition of the Swedish Movement-Cure: Embracing the History and Philosophy of This System of Medical Treatment, With Examples of Single Movements, and Directions for Their Use in Various Forms of Chronic Disease, Forming a Complete Manual of Exercises*. New York: Fowler and Wells Publishers, 1860.

Travell, Janet and David G. Simons. *Myofascial Pain and Dysfunction: The Trigger Point Manual*. Williams and Wilkins, 1983..

찾아보기

부록 건강보험 상병코드

상병코드	상병명
M791	**근통**
M7910	근통, 여러 부위
M79100	근근막통증후군, 여러 부위
M79108	기타 근통, 여러 부위
M7911	**근통, 어깨부분**
M79110	근근막통증후군, 어깨부분
M79110	근근막통증후군, 쇄골
M79110	근근막통증후군, 견갑골
M79110	근근막통증후군, 견쇄관절
M79110	근근막통증후군, 어깨관절
M79110	근근막통증후군, 흉쇄관절
M79118	기타 근통, 어깨부분
M79118	기타 근통, 쇄골
M79118	기타 근통, 견갑골
M79118	기타 근통, 견쇄관절
M79118	기타 근통, 어깨관절
M79118	기타 근통, 흉쇄관절
M7912	**근통, 위팔**
M79120	근근막통증후군, 위팔
M79120	근근막통증후군, 상완골
M79120	근근막통증후군, 팔꿈치관절
M79128	기타 근통, 위팔
M79128	기타 근통, 상완골
M79128	기타 근통, 팔꿈치관절
M7913	**근통, 아래팔**
M79130	근근막통증후군, 아래팔
M79130	근근막통증후군, 요골
M79130	근근막통증후군, 척골
M79130	근근막통증후군, 손목관절
M79138	기타 근통, 아래팔
M79138	기타 근통, 요골
M79138	기타 근통, 척골
M79138	기타 근통, 손목관절
M7914	**근통, 손**
M79140	근근막통증후군, 손
M79140	근근막통증후군, 수근골
M79140	근근막통증후군, 손가락
M79140	근근막통증후군, 중수골
M79140	근근막통증후군, 이들 뼈간의 관절
M79148	기타 근통, 손
M79148	기타 근통, 수근골
M79148	기타 근통, 손가락
M79148	기타 근통, 중수골
M79148	기타 근통, 이들 뼈간의 관절
M7915	**근통, 골반 부분 및 대퇴**
M79150	근근막통증후군, 골반 부분 및 대퇴
M79150	근근막통증후군, 둔부
M79150	근근막통증후군, 대퇴골
M79150	근근막통증후군, 골반
M79150	근근막통증후군, 고관절
M79150	근근막통증후군, 천장관절
M79158	기타 근통, 골반 부분 및 대퇴
M79158	기타 근통, 둔부
M79158	기타 근통, 대퇴골
M79158	기타 근통, 골반
M79158	기타 근통, 고관절
M79158	기타 근통, 천장관절
M7916	**근통, 아래다리**
M79160	근근막통증후군, 아래다리
M79160	근근막통증후군, 비골
M79160	근근막통증후군, 무릎관절
M79160	근근막통증후군, 경골
M79168	기타 근통, 아래다리
M79168	기타 근통, 비골

상병코드	상병명
M79168	기타 근통, 무릎관절
M79168	기타 근통, 경골

M7917 근통, 발목 및 발

상병코드	상병명
M79170	근근막통증후군, 발목 및 발
M79170	근근막통증후군, 중족골
M79170	근근막통증후군, 족근골
M79170	근근막통증후군, 발가락
M79170	근근막통증후군, 발목관절
M79170	근근막통증후군, 발의 기타 관절
M79178	기타 근통, 발목 및 발
M79178	기타 근통, 중족골
M79178	기타 근통, 족근골
M79178	기타 근통, 발가락
M79178	기타 근통, 발목관절
M79178	기타 근통, 발의 기타 관절

M7918 근통, 기타 부분

상병코드	상병명
M79180	근근막통증후군, 기타 부분
M79180	근근막통증후군, 머리
M79180	근근막통증후군, 목
M79180	근근막통증후군, 늑골
M79180	근근막통증후군, 두개골
M79180	근근막통증후군, 몸통
M79180	근근막통증후군, 척주
M79188	기타 근통, 기타 부분
M79188	기타 근통, 머리
M79188	기타 근통, 목
M79188	기타 근통, 늑골
M79188	기타 근통, 두개골
M79188	기타 근통, 몸통
M79188	기타 근통, 척주

M7919 근통, 상세불명 부분

상병코드	상병명
M79190	근근막통증후군, 상세불명 부분
M79198	기타 근통, 상세불명 부분